100세 건강 프로젝트
내 몸의 9할, 눈 사용 설명서

100세 건강 프로젝트
내 몸의 9할, 눈 사용 설명서

한길안과병원 의료진 지음

메디마크

〈프롤로그〉

공부해서 '눈' 주자

지난해, 겨울이 막 시작될 무렵이었습니다. 이제 막 군에서 제대를 한 듯한 청년이 호호백발 할머니의 손을 이끌고 진료실 문을 들어섰습니다. 저 멀리 강화도에서 혼자 농사를 짓고 계시는 할머니의 눈이 불편해서 손자가 모시고 왔다는 것입니다.

농어촌 어르신들은 아무리 몸이 아파도 농번기에는 병원을 찾는 일이 좀체 없습니다. 자신의 몸이 아픈 것보다 하루가 다르게 커가는 농작물 걱정이 더 크기 때문입니다. 미루어 짐작컨대 할머니 역시 봄부터 가을까지는 어떤 핑계로든 병원행을 미루고 있다가 이제야 병원을 찾았을 것입니다.

"어르신, 어디가 불편하세요?"
"아이고 선생님, 불편한 것 없어요. 난 아무렇지도 않은데 이 녀석이 괜히 여기까지 끌고 왔네요."

본인은 한사코 괜찮다고 했지만, 잠시 관찰해본 할머니의 눈은 제법 심각한 '황반변성'으로 보였습니다. 황반변성은 망막색소변성증,

녹내장과 더불어 '후천성 3대 실명 원인'으로 꼽히는 무서운 병입니다. 특히 노인들의 경우에는 병의 예후가 좋지 않아 매우 주의를 해야 합니다.

병의 진행 상태로 보아 아주 오래전에 안과를 다녀가셨거나 혹은 한 번도 와본 적이 없는 듯했습니다. 진료기록을 보니 우리 병원에는 온 적이 없는 '신환'입니다.

손자의 이야기를 들어보니 '역시나'였습니다.
"처음에는 눈앞이 침침하다 그러시더니 어느 날부터 달력 글씨가 흔들려 보인다고 하시더라고요. 그러더니 언젠가부터 중간 중간 글씨가 까맣게 되어서 아예 안 보이는 부분이 있다고 하시네요. 요즘은 바로 코앞에 있는 물건도 한 번에 못 집고 그러실 때가 있어요."
할머니는 슬하에 아들 딸 5남매를 두고 있는데, 경제적으로 부족한 집은 아니었습니다. 다만 할아버지와 함께 살던 강화 땅을 떠나기 싫어서 혼자 농사를 지으며 고향 집을 지키고 있는 것이었습니다.

문제는 할머니의 고집과 자식들의 무지였습니다. 자식들은 할머니의 눈이 뭔가 불편하다는 것을 대충 눈치챘지만 그게 얼마나 심각한 병인지를 몰랐기 때문에 할머니를 병원에 모시고 오는 일에 적극적이지 못했고, 할머니는 할머니대로 '늙으면 원래 눈이 어두운 법'이라며 한사코 병원 가기를 거부하셨던 것입니다. 심지어 할머니는 그렇게 눈이 불편했는데도 농어촌 지역 순회 진료나 지역 보건소의 안과 진료조차 받은 적이 없었습니다.

정밀 검사 결과 왼쪽 눈은 이미 실명 단계에 접어들었고, 오른쪽 눈은 그나마 증상이 덜해서 수술을 받으면 시력을 회복할 수 있는 것으로 나타났습니다. 어느 순간 왼쪽 눈은 기능을 거의 잃었지만, 비교적 성한 오른쪽 눈에 의지해 지금껏 살아오신 겁니다.

보호자의 동의를 얻고, 지체없이 수술에 들어갔습니다. 이미 심각한 상태였던 왼쪽 눈은 겨우 사물을 분간할 정도의 상태에서 병의 진행을 멈추도록 했고, 비교적 성한 오른쪽 눈은 시력을 되찾을 수 있었습니다.

며칠 뒤였습니다. 이번에는 손자와 함께 인천 지역에 사는 둘째아들과 딸이 할머니를 모시고 병원을 찾았습니다. 그러고는 번갈아가며 감사 인사를 했습니다.

"선생님, 정말 고맙습니다. 자칫하면 시력을 완전히 잃을 뻔했던 어머니가 새 눈을 얻게 되셨으니, 모두 선생님 덕분입니다."

"의사 선생님, 정말 고마워요. 수술을 받고 보니 세상이 다시 보이네. 나는 원래 나이가 들면 세상이 그렇게 삐뚤삐뚤하고 중간 중간 꺼먹꺼먹하게 보이는 줄 알았지 뭐요. 하여튼 내가 선생님 덕에 세상을 다시 사네요. 정말 고마워요."

사실 알고 보면 내가 한 일이 그렇게 특별한 것은 아닙니다. 할머니의 병이 알아보기 어려운 희귀질환도 아니었고, 특별히 어려운 수술도 아니었습니다. 어떤 안과 의사라도 할머니의 눈을 진찰했다면 나와 똑같은 진단을 내렸을 것이고, 수술을 했을 것입니다. 그리고 망막질환 전문의라면 별 탈 없이 할머니의 시력을 회복시켜드렸을 것입니다. 오히려 자식들이 감사를 해야 할 대상은 제가 아니라 마다하는 할머니를 병원까지 모시고 온 손자일 것입니다. 손자가 아니었다면 할머니는 '늙으면 원래 그래' 하다가 결국 양쪽 눈을 모두 실명하게 되었을지도 모를 일이니까요.

어떤 일에든 적당한 때가 있지만, '눈'에 관해서는 특히 '타이밍'이 중요합니다. 신체의 다른 장기와 달리 눈은 한번 손상되면 의학의 힘을 빌리지 않고는 원상회복이 거의 불가능하기 때문입니다. 시력이 저절로 좋아지는 경우는 거의 없습니다. 따라서 안과 질환은 묻지도 따지지도 말고 '예방'이 최선입니다.

문제는 1년 혹은 늦어도 2년에 한 번 정도는 병원을 찾는 일입니다. 아무리 심각한 질병이라도 조기에 발견하면 간단하게 치료할 수 있고, 조금 심각한 상태라 하더라도 간단한 수술로 원상회복이 가능합니다.

할머니와 자식들을 보내고 여러 가지 생각이 들었습니다.

'저 할머니처럼 자신의 병을 모르고 사는 사람이 얼마나 많을까? 그나마 손자가 없었다면 할머니는 어떻게 되었을까? 어떻게 하면 저 할머니 같은 환자들이 병원을 찾게 할 수 있을까?'

어떤 병원을 가느냐 하는 것은 중요하지 않습니다. 크든 작든, 가장 가까운 안과를 찾아 눈 검사만 해봐도 심각한 질병을 미리 예방할 수 있습니다.

이 책은 위와 같은 고민의 결과입니다. 한 사람이라도 더 안과 병원을 찾도록 해서 호미로 막을 일을 가래로도 막지 못하는 우를 범하지 않도록 하는 데 있습니다.

 안과 질환의 종류는 수없이 많고, 이미 경지에 들어선 전문의들도 끊임없이 공부를 해야 할 정도로 치료법이 다양하고 발달 속도도 빠릅니다. 따라서 이 책이 모든 안과 질환을 다룰 수는 없습니다. 다만 우리들이 생활 속에서 느끼는 중요한 질환 혹은 증상들을 소개함으로써, 더 늦기 전에 안과 병원을 찾도록 유도하여 건강한 시력을 지켜주는 작은 등불이 되기를 바랄 뿐입니다.

 할머니가 수술을 끝내고 가신 지 몇 달이 지났습니다.
 새로 오신 노인들을 진료하다 보니 간혹 할머니와 같은 동네 어르신들의 주소가 보입니다. 그분들께 일일이 여쭤보지는 않았지만, 어쩌면 할머니 얘기를 듣고 '어이쿠! 나도 하루 빨리 안과 병원을 찾아봐야겠는 걸~' 하고 찾아오신 분들이 아닐까 생각합니다. 그 동네 보건진료소에도, 지역 안과 의원에도 자신의 병을 노화라 단정짓지 않고 스스로 찾아가서서 확인해보는 어르신 환자들이 늘었으면 좋겠습니다.

CONTENTS

프롤로그 _ 4

제1부
눈에 관한 모든 것이 시작되는 곳 _ 15

1. 103세 할머니, 밝은 세상을 보다 _ 16
2. 흔하지만 방치하면 무서운 병, 백내장 _ 20
3. 백내장 수술로 삶의 질 향상 _ 27
4. 초음파 백내장 수술 과정 _ 29
5. 라식·라섹이 불가능할 경우에는 렌즈삽입술! _ 31
6. ICL 렌즈삽입술 진행 과정 _ 34
7. 방치하면 심각한 합병증을 유발할 수 있는, 각막 질환 _ 38
8. '눈'으로 하는 봉사, 각막 기증 _ 43
9. 누구나 겪을 수 있는 전안부 안과 질환 _ 45

제2부
서 말의 구슬을 꿰어 보물로 만들어주다 _ 51

1. 매년 100만 명의 환자가 '실명' 위험 _ 52
2. 친구 따라 병원 간다 _ 55
3. '증식망막병증'과 '비증식망막병증' _ 58
4. 눈에도 오른눈잡이 왼눈잡이가 있다 _ 63
5. 친구 덕분에 망막전막을 고친 할머니 _ 65
6. 글자가 삐뚤빼뚤? 황반변성을 의심하라 _ 68
7. 망막박리 _ 75
8. 눈도 '중풍'에 걸린다 _ 78

제3부

아름다운 눈, 아름다운 세상을 만들어 드립니다 _ 89

1. 쌍꺼풀 수술을 안과에서 받아야 하는 이유는? _ 90
2. 쌍꺼풀 수술, 다시 해주세요! _ 95
3. 안과병원에서 받을 수 있는 쌍꺼풀 수술 몇 가지 _ 100
4. 성형안과센터에서 형사 콜롬보를 주목한 이유 _ 108
5. 진짜보다 더 진짜 같은 인공 안구 _ 114
6. 의안 덕분에 맺어진 '렛미인' 출연자와의 인연 _ 117
7. '눈물길' 때문에 발견한 암, 눈물 속에 보내다 _ 122
8. 안검하수 수술은 반드시 안과 의사와 상담 후에 _ 125
9. 상안검과 하안검 성형술 _ 129
10. 눈이 튀어나오는 증상(안구 돌출)이 있다면 갑상선 안질환을 의심해야 _ 134
11. 파르르 눈이 떨리는 안검경련, 보톡스로 치료 _ 139
12. 기타 성형안과 관련 질환들 _ 144

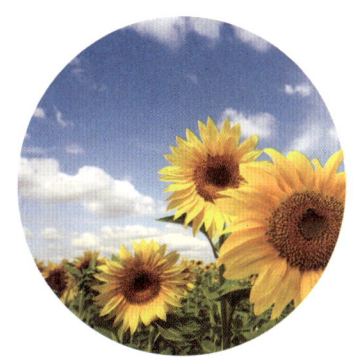

CONTENTS

제4부
밝은 세상을 열어주는 새로운 기술 _ 153

1. 안과 선생님이 아직도 안경을 쓰고 계시네요? _ 154
2. 라식으로 노안을 교정할 수 있을까? _ 158
3. 라식 & 라섹 내게 맞는 수술법은? _ 163
4. 웃으면서 병원문을 나서는 스마일 시력교정술 _ 170
5. 릴렉스 스마일, 어떻게 하는 거지? _ 174
6. 최신 기계, 최신 정보보다 더 중요한 것 '의료진' _ 179
7. 양막 이식수술로 눈을 되찾아주자 _ 182

제5부
침묵의 살인자, 녹내장을 잡아라 _ 193

1. 침묵의 살인자, 녹내장 _ 194
2. 다양한 원인, 다양한 증상 _ 198
    - 증상의 발현 양상에 따른 분류
    - 해부학적 구분에 따른 분류
    - 안압의 수준에 따른 분류
    - 발생 시기에 따른 분류
    - 원인 질환의 유무에 따른 분류
3. 녹내장, 정기검진이 답이다 _ 208
4. 녹내장의 위험인자 및 유전성 _ 214
5. 녹내장의 진단 및 치료·관리 _ 216
    - 약물 치료

- 레이저 치료
- 수술 치료

제6부
세 살 눈이 여든까지 간다 _ 225

1. 사시 교정술은 '만 10세 이전'에 끝내라 _ 226
2. 부모의 관심이 '사시'의 예후를 결정한다 _ 230
   - 사시의 종류
   - 사시의 치료
3. 재수술은 너의 운명? _ 238
4. 사시와 약시의 악순환, 고리를 끊어라! _ 242
   - 사시 약시
   - 폐용 약시(시각 차단 약시)
   - 굴절이상 약시(굴절부등 약시)
   - 기질 약시
5. 약시의 치료 _ 246

부록 가족인 듯, 가족 아닌 듯, 가족 같은…… _ 252
Epilogue 함께 온 30년, 함께 갈 100년 _ 268

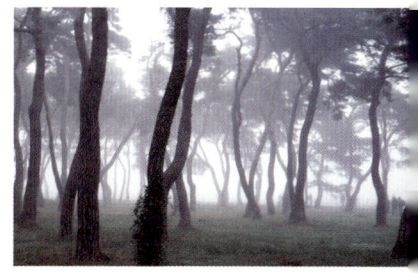

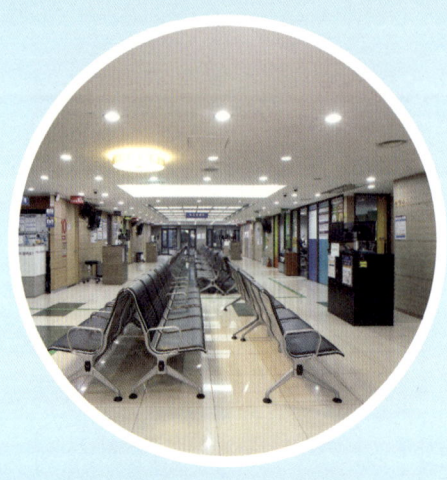

흔히 어린아이들의 눈이 맑은 이유는 세상의 때가 묻지 않았기 때문이라고들 한다. 일반인의 기준에서도, 안과 의사의 기준에서도 맞는 이야기다. 일반인의 기준에서 '세상의 때'는 은유적인 의미이지만 안과 의사의 기준에서 세상의 때는 각막과 수정체 등에 낀 진짜 '때'를 의미한다. 아무리 나이가 어려도 각막이나 수정체가 혼탁하면 눈이 맑을 수가 없고, 아무리 나이가 들어도 각막과 수정체가 깨끗하면 눈이 맑다.

흔히 우리가 '눈'이라고 부르는 인체는 수많은 기관으로 이루어져 있지만, 겉으로 드러나는 것은 주로 안구의 앞쪽 부분 즉 각막이나 결막이다. 전안부센터는 바로 이 부분에 생기는 각종 질환을 담당하고 있다. 주요 질환은 백내장, 각막질환, 안구건조증 등이다.

제1부

눈에 관한 모든 것이 시작되는 곳

전안부센터 – 정규형 이사장
최기용 진료원장
조범진 진료원장
임태형 진료과장(라식센터장)

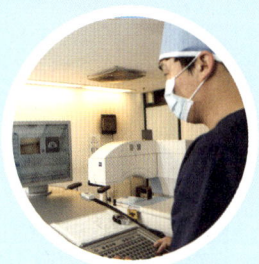
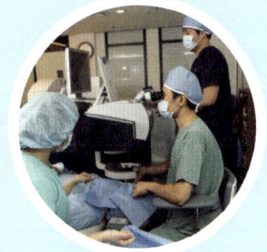

103세 할머니, 밝은 세상을 보다

　5~6년쯤 전의 일이다. 나이 지긋한 노신사가 할머니 한 분을 모시고 왔다. 부축을 받지 않고는 제대로 의자도 못 찾는 것으로 보아 할머니는 앞이 거의 보이지 않는 것 같았다. 노신사와 얘기를 나눠보니 진료를 받기 위해서가 아니라 '장애진단서'를 발급해줄 수 있는지 확인하기 위해서였다. 장애인 진단을 받으면 생활에 적지 않은 도움이 되기 때문에 '실명' 상태에 있는 분들이 문의를 해오는 경우가 제법 있다.

　진료 카드를 보니 할머니의 연세는 103세였다. '100세 시대'라는 말들은 많이 하지만, 실제로 주변에서 100세를 넘긴 노인을 만나보는 일은 쉽지 않다. 그런데 강산도 변한다는 세월을 열 번도 넘게 겪으신 할머니가 바로 내 눈앞에, '장애 진단'을 받겠다고 오신 것이다.

　하지만 안타깝게도 할머니는 장애진단서 발급 대상이 아니었다. 앞이 거의 보이지 않는 것은 사실이지만, 할머니의 눈은 백내장, 즉 '치료 가능한 질병'이었기 때문이다. 당연한 얘기지만 치료가 가능한 질병에 대해서는 장애 진단을 내려줄 수가 없다.

할머니의 눈을 들여다 보니 얼마나 백내장이 심한지 아직 실명이 되지 않은 게 이상할 정도였다. 같이 온 노신사의 차림새로 미루어 어려운 집안 같지는 않은데, 이 지경이 되도록 방치한 사실이 이해가 되지 않았다.

"언제부터 앞이 잘 안 보이셨대요? 병원에는 한 번도 안 가보셨어요?"

나도 몰래 언성이 높아졌던 모양이다. 노신사가 마치 죄라도 지은 듯 쩔쩔매면서 변명을 한다.

"병원을 모시고 가기는 했는데……."

사연을 알고 보니 노신사 역시 딱하긴 마찬가지였다.

할머니가 여든을 넘겼을 무렵 백내장 증상이 있다는 걸 알게 되었다. 그래서 병원에 모시고 갔더니 의사가 '앞으로 얼마나 더 사시겠다고……' 하면서 수술을 말렸다는 것이다. 20년 전이라면, 안과 의학 수준이 지금보다 많이 뒤떨어져 있었고, 백내장 수술을 제대로 해내는 의사도 많지 않을 때였다. 의료기기 수준도 지금과는 비교할 수 없을 정도로 열악했다. 게다가 당시 평균 수명이 여든에도 채 못 미치는 때였으니, 어쩌면 당시 의사는 나름 옳은 선택을 한 것이리라.

장애 진단을 내릴 수 없다고 해서 할머니의 눈을 그대로 내버려둘

수는 없는 일이었다. 일단 '야단'을 치는 것은 그쯤 해두고, 할머니의 눈을 진찰해 보았다. 예상대로 심각한 백내장 때문에 양쪽 눈이 거의 실명 상태였다. 수술도 쉽지 않을 것 같았다.

이번에는 노신사가 나를 붙들고 애원을 한다.

"어떻게든 수술을 좀 해주세요. 어머니가 언제까지 사실지는 모르겠지만, 사시는 동안은 밝은 눈으로 세상을 보실 수 있도록 해주세요."

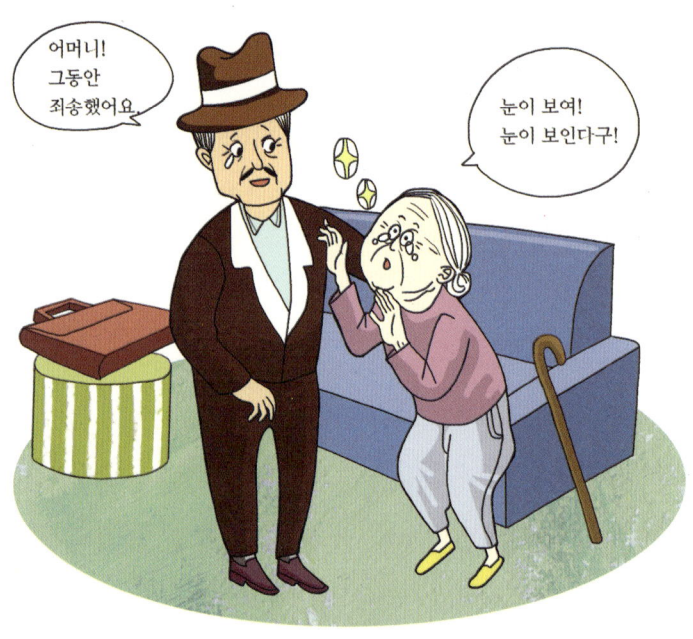

20년 전에는 아무것도 모른 채 의사의 말만 듣고 수술을 포기했지만, 이제 '고칠 수 있는 병'이라는 진단이 내려졌으니 어떻게든 수술을 받고 싶다는 것이었다. 증상이 너무 심해서 쉽지 않았지만, 최선을 다해서 양쪽 눈을 차례로 수술을 해드렸다.

다행히 수술 결과는 성공적이었고, 103세 할머니는 20여 년 만에 밝은 세상을 되찾았다.

흔하지만 방치하면 무서운 병, 백내장

　앞에서 예를 든 103세 할머니는 그토록 오랫동안 백내장을 앓고도 실명을 하지 않았으니 그래도 운이 좋은 편에 속한다.

　대표적인 수정체 질환인 백내장은 우리나라 노인 실명의 주된 원인 중 하나다. 한 통계에 의하면 시력을 잃고 병원을 찾아오는 환자의 30퍼센트 정도가 백내장이다. 백내장은 노화로 인한 경우가 가장 많으므로 평균수명이 늘어감에 따라 점점 증가하는 추세다.

　건강보험에서는 매년 각종 질병에 따른 수술 건수를 통계로 내는데, 최근 백내장은 연간 수술 건수 30만~40만 건으로 1위 자리를 지키고 있다. 3~4년 전까지는 '치질'이 1위였다.

백내장이란?

　백내장은 쉽게 말해 카메라의 렌즈와 같은 역할을 하는 눈의 수정체가 흐려지는 병이다. 렌즈가 흐릿하면 사진이 제대로 찍히지 않듯이 수정체가 흐려지면 물체가 희미하고 뿌옇게 보일 수밖에 없다. 수정체가 흐려지면 눈 속에 까맣게 보이던 애기동자가 하얗게 보이게 되는데, 이 때문에 백내장이라는 이름이 붙게 되었다. 백내장의 원인은 아직 확실히 밝혀지지 않았으나 나이가 들면서 생기는 노년 백내장이 가장 많다. 60대의 70퍼센트, 70대의 90퍼센트, 80세 이상이 되면 거의 100퍼센트에 가까운 사람이 백내장에 의한 시력저하를 겪는다고 할 수 있다.

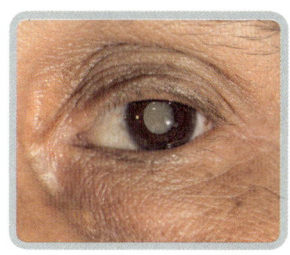 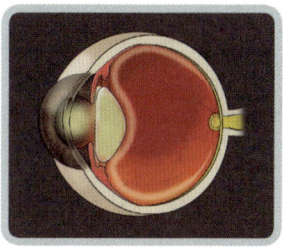

수정체가 하얗게 변한 백내장

백내장의 증상

백내장은 발생 초기에는 안개가 끼는 정도의 시력 장애를 겪지만 말기에도 방치하면 실명까지 할 수도 있다. 흔한 질환이라고 무시했다가는 실명을 할 수도 있는 무서운 병이 바로 백내장인 셈이다. 초기라도 수정체의 중심 부위에 혼탁이 생기면 밤에는 동공이 커져 물체가 잘 보이지만 낮에는 동공이 축소되어 잘 보이지 않게 된다. 이를 '주맹(晝盲)'이라고 한다.

백내장 발생 초기, 특히 미숙백내장의 경우에는 수분이 수정체 안으로 흡수돼 수정체가 팽창함으로써 일시적인 근시 현상이 나타난다. 이 때문에 평소 돋보기를 끼던 사람이 맨눈으로도 신문이나 책을 읽을 수 있게 되는 경우가 나타난다. 만일 아무런 이유 없이 돋보기를 벗어도 눈이 잘 보이게 되면, '세상에 이런 일이!' 하면서 즐거워할 게 아니라 백내장을 먼저 의심해봐야 한다.

시간이 흘러 수정체가 좀 더 팽창해서 동공을 막게 되면 녹내장이 생겨서 두통, 안통, 충혈, 시력 장애를 일으키고 심할 경우 구토를 하기도 한다. 이 때문에 내과 질환과 혼동을 해서 치료 시기를 놓치는 경우, 실명을 하는 수도 있다. 또 적당한 시기에 수술을 하지 않고 방

정상안 : 물체가 선명하게 보임

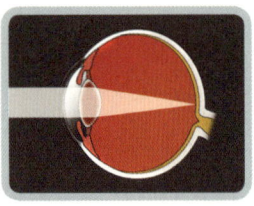 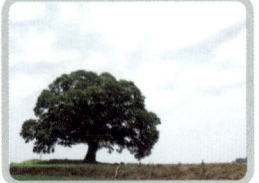 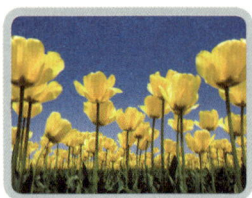

백내장안 : 물체가 흐릿하게 보임

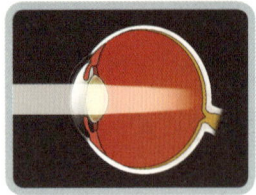 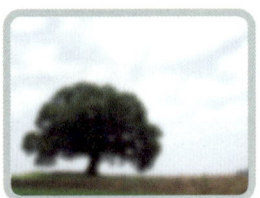 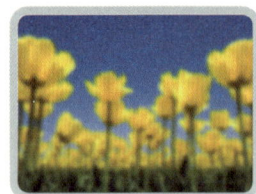

치해서 과숙백내장이 되면 녹내장이 되거나 수정체단백에 의한 과민 반응으로 눈 안에 염증이 생기기도 한다.

간단한 백내장 자가 진단 체크리스트

다음과 같은 증상이 하나 이상 나타난다면 병원을 찾아 백내장 검사를 해보는 것이 좋다.

1. 물체가 뿌옇게 보이거나 이중으로 보인다.
2. 최근 들어 시력이 서서히 저하되는 것 같다.
3. 밝은 곳에 나가면 오히려 어두운 곳보다 더 안 보인다.
4. 야간에 눈이 부시고 시력이 떨어져 운전하기가 어렵다.
5. 거울에 비친 동공 부위가 허옇게 보인다.
6. 평소 돋보기를 썼는데 어느 순간 돋보기가 없어도 글씨가 잘 보인다.

백내장의 종류

가장 일반적인 것은 노인성 백내장이지만 임신 초기에 산모가 풍진에 감염됨으로써 태아에게 발생하는 선천성 백내장, 눈에 상처를 받거나 방사선에 노출됨으로써 발생하는 외상성 백내장 등도 있다. 또 녹내장이나 홍채염 등에 의해 백내장이 발병하기도 하고, 당뇨병과 같은 전신질환에 동반되어 나타나기도 한다. 때로는 부신피질 호르

몬제를 장기간 사용하는 사람에게 발병하는 경우도 있다.

1) 노인성 백내장

뚜렷한 원인이 없이 나이가 들면서 점차 수정체가 투명성을 잃어가는 질환. 50세가 넘어가면 거의 모든 사람에게서 백내장이 시작되지만 시력 감퇴까지 모든 사람에게 나타나는 것은 아니다. 따라서 무조건 수술을 선택하지 말고 일단 정기적인 관찰 및 약물 치료를 하면서 최적의 수술 시기를 잡는 것이 좋다.

2) 당뇨병성 백내장

당뇨병이 원인이 되어 일어나는 수정체의 혼탁을 당뇨병성 백내장이라 한다. 당뇨병성 백내장이 생기는 환자의 대부분은 중증이거나 혈당 조절이 불량한 사람들이다.

당뇨병성 백내장은 수술 후에도 예후가 나쁘며 여러 가지 합병증을 유발하는 경우가 많다. 따라서 더욱 세심한 수술이 필요하다. 아울러 수술 전에 철저한 검사를 하고, 수술 후에도 지속적인 눈 관리가 필요하다.

3) 합병성 백내장

포도막염이나 녹내장, 망막박리, 유리체의 변성 및 출혈, 약제(안약 및 내복약)의 부작용 등으로 인해 수정체 혼탁이 오는 경우를 말한다. 백내장 수술이 잘 되었다 하더라도 합병된 질환에 따라 시력의 회복 여부가 결정된다.

4) 외상성 백내장

외상으로 수정체가 파열되거나 타박으로 인해 수정체 혼탁이 오는 경우를 말한다. 안구 내의 다른 부분 특히 망막에 손상이 오는 경우가 흔하므로 수술 후 시력 회복이 썩 좋지는 않다.

5) 후발성 백내장

흔히 후발성 백내장을 '백내장 재발'로 알고들 있지만, 사실은 수술 당시 인공수정체를 고정하기 위해 남겨둔 '후낭'이라는 얇은 막에 혼탁이 오는 것을 말한다. 대체로 수술 후 몇 개월 혹은 몇 년 뒤에 환자의 10~30퍼센트가 후발성 백내장을 경험한다. 하지만 야그 레이저(Yag laser)를 이용하여 외래에서 간단하게 치료할 수 있으므로 걱정할 필요는 없다.

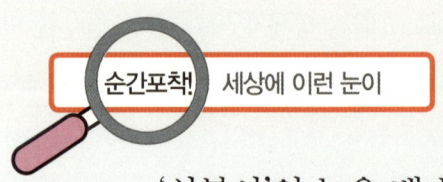

순간포착! 세상에 이런 눈이

'심봉사'의 눈은 백내장이었다?

대한민국 사람이라면 누구나 알고 있을 '심청전'에는 주목할 만한 사연이 하나 숨어 있다. 그것은 주인공 심봉사, 즉 심학규가 효녀 심청 덕분에 눈을 뜨고 세상을 다시 보게 되었다는 것이다.

시력을 잃은 사람이 어떤 충격으로 눈을 뜨게 되는 일이 있을 수 있을까? 과학적으로는 물론 불가능하지만, 심봉사의 경우 한 가지 가능성이 없지는 않다. 그것은 '심봉사는 백내장 환자'였다는 '설정'이다.

백내장은 눈 속의 수정체가 뿌옇게 되는 질병으로, 심할 경우 실명에 이를 수도 있다. 예전에는 노인성 질환으로 알려져 있었지만 요즘은 30~40대 젊은 층의 유병률도 점점 늘어나고 있는 추세다.

백내장을 치료하는 가장 확실한 방법은 혼탁해진 수정체를 제거하고 그 자리에 인공수정체를 넣어주는 것이다. 예전에는 인공수정체를 만들지 못해 수술 후 두꺼운 안경으로 수정체 역할을 대신했으나 현재는 인공수정체의 발달로 수술 후 안경을 벗을 수 있게 되었다. 게다가 기존에 근시나 원시로 두꺼운 안경을 썼던 이들도 백내장 수술로 라식수술을 한 것과 비슷한 효과를 얻을 수 있게 되었다.

이를 토대로 미루어 짐작을 해보자면, 백내장이 심했던 심봉사가 죽은 것으로 알고 있던 심청이가 살아있을 뿐만 아니라 왕비가 되어 자신의 눈앞에 있다는 소식에 큰 충격을 받고 혼탁해진 수정체가 저절로 떨어져 나간 것이다. 수술에 의해서가 아니라 생각지도 못했던 '외부적 충격'이 수술과 비슷한 효과를 만들어낸 것으로 '추정'해볼 수 있는 것이다.

물론, 안과 전문의들끼리 웃자고 나누는 얘기 중 하나다. 혹여나 '예능'을 '다큐'로 받을 분은 없으리라 믿는다.

백내장 수술로 삶의 질 향상

　백내장을 치료하는 방법은 안타깝지만 수술밖에 없다. 백내장의 진행을 늦춰주는 약물이 있기는 하지만 그 효과도 확실하지 않을 뿐만 아니라 약물만으로는 혼탁해진 수정체를 다시 맑게 해줄 수 없기 때문이다. 백내장 수술은 혼탁해진 수정체의 내용물을 초음파로 제거한 후 개개인의 시력 도수에 맞는 인공수정체를 삽입함으로써 완료된다.

　안과 의사로서 가장 큰 보람을 느끼는 일은, 당연한 얘기지만 앞이 잘 안 보여서 고생하는 사람들에게 맑고 밝은 세상을 되찾아주었을 때다. 그런데, 보통 사람들은 생각하지 못하는 즐거움이 하나 더 있다. 그것은 눈이 밝아짐으로써 삶의 질도 덩달아 향상된다는 점이다. '안과 의사' 이전에 '히포크라테스 선서'를 한 '의사'로서 느끼는 기쁨이다.

　무슨 얘기지? 잠시 의아하게 생각할 분들을 위해 간단한 설명을 덧

붙여보자.

눈이 안 보이면 균형을 잡기가 쉽지 않다. 특히 양쪽 눈의 시력이 다르면 넘어지거나 부딪칠 확률이 더 높아진다. 그래서 특히 노인들은 한겨울 빙판길이 아니더라도 늘 '골절'의 위험에 노출되어 있다.

또한 농사를 짓거나 집안일을 하면서 앗, 하는 순간에 외상을 입기도 한다. 눈이 잘 안 보이니까 바깥나들이를 삼가게 되고, 이 때문에 하루 종일 햇볕 한 번 쬐지 않는 날이 늘어난다. 햇볕 부족은 수면의 질을 떨어뜨리고, 우울증에 걸릴 확률도 높게 한다.

이렇게 하루 종일 방 안에서만 지내면 노인들은 수면의 질도 떨어지고 우울증에 걸릴 확률도 높아진다. 하지만 세상이 똑바로 보이면 이 모든 위험성이 줄어들고, 덩달아 삶의 질이 높아진다. 따라서 노인들의 백내장을 수술하는 일은 단순히 '불편'을 덜어주는 일이 아니라 삶의 질을 높여주는 가장 빠른 길 중의 하나다.

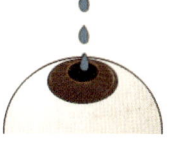

초음파 백내장 수술 과정

점안 마취나 안구 뒤 국소 마취(구후 마취)를 한 뒤 약 3밀리미터의 작은 절개창을 낸다. 이 절개창을 통해 백내장을 싸고 있는 렌즈 앞 껍질을 동그랗게 오려낸 뒤, 1초에 약 4만 번씩 움직이는 초음파를 이용하여 단단한 백내장 덩어리를 조그만 덩어리로 쪼개면서 눈 밖으로 빼내고, 그 자리에 인공수정체를 삽입한다.

최근에는 접는 인공수정

수술과정

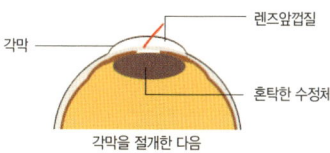

과정 1 마취안약을 점안하여 표면 마취를 합니다. 수술 중에 통증은 전혀 없으며 안검개폐기가 눈을 벌려주므로 편안합니다.

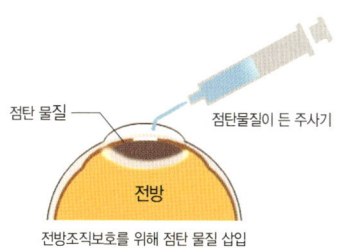

과정 2 혼탁한 수정체를 둘러싼 각막을 절개한다.

과정 3 전방조직 보호를 위해 점탄 물질을 삽입합니다.

체, 자외선 차단 인공수정체 등이 개발되어 환자의 상태에 따라 가장 적합한 렌즈를 삽입한다. 인공수정체는 원래의 수정체 대신 영구히 그 자리에 있게 된다. 또한 수술에 사용된 절개창은 워낙 작아서 수술이 끝난 뒤에도 봉합을 할 필요가 없기 때문에 시력 회복이 아주 빠르고 수술 후 난시가 나타나는 경우도 아주 적다.

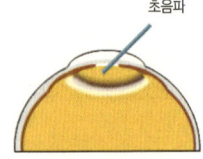

과정 4 초음파를 이용해 혼탁해진 수정체를 수정체낭에서 제거합니다.

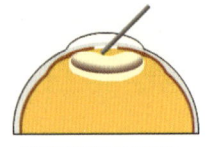

과정 5 인공수정체 삽입을 용이하게 하기 위해 점탄 물질을 주입합니다.

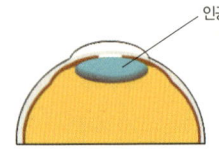

과정 6 수정체 틀 안에 인공수정체를 삽입합니다.

라식·라섹이 불가능할 경우에는 렌즈삽입술!

요즘은 라식·라섹 수술을 쌍꺼풀 수술 정도로 쉽게 생각하는 사람들이 많다. 그만큼 안전하고 수술 성공률과 만족도가 높기 때문일 것이다. 그러나 세상에는 양이 있으면 음이 있는 법. 눈이 나빠서 고생을 하면서도 라식이나 라섹 수술을 받을 수 없는 사람들이 있다.

예를 들어 초고도근시의 시력을 가진 경우, 각막 두께가 얇은 경우, 각막에 상처나 질환이 있는 경우, 심한 안구 건조증이 있는 경우 등이다. 대부분 라식이나 라섹을 할 경우 부작용이 크거나 각막의 두께 때문에 아예 레이저 시술을 할 수 없는 경우다.

하지만 이제 이런 라식·라섹 불가능자들도 희망을 가질 수 있게 되었다. ICL 렌즈삽입술이 개발된 덕분이다.

ICL(Implantable Contact Lens-안내삽입콘택트렌즈)은 특히 고도근시 및 원시의 시력 교정을 위해 각막을 그대로 둔 채 원래의 수정체 위에 삽입할 수 있도록 고안된 특수렌즈다. ICL 렌즈삽입수술은 현재까지 알려진 모든 굴절수술에 비해 가장 투명하고 우수한 시력을 제공하며, 특히 사람의 수정체를 그대로 보존하기 때문에 원거리와 근거리의 조절 기능을 유지할 수 있다는 것도 장점이다. 이런 장점들 덕분에 ICL 렌즈삽입술은 라식 등 기존 굴절수술의 단점을 보완하는 최첨단 시력교정술로 세계적인 관심을 받고 있다.

각막에 손상이 없는 안전한 수술법

ICL(안내삽입콘택트렌즈) 수술은 라식이나 라섹, PRK(굴절 교정 각막 절제술, Photo Refrective Keratectomy), 투명수정체적출술 등 기존 굴절수술과 비교할 때 가장 투명하고 우수한 시력교정을 제공한다. 특히 수술과정이나 수술 후에 각막 조직에 아무런 손상을 주지 않기 때문에 각막손상이나 변형의 우려가 없다.

수술 시간 및 회복 시간이 짧다

ICL 수술은 약 20분 이내에 모든 수술이 끝나고, 수술 후 3~4시간이면 바로 일상생활을 해도 될 정도로 수술과 회복 시간이 모두 짧다.

깨끗하고 안정적인 시력 회복

환자의 상태에 따라 차이는 있지만 대부분 환자가 원하는 이상의 깨끗하고 안정적인 시력을 수술 직후부터 누릴 수 있다.

수정체보호 및 원근 조절력 유지

ICL 수술은 안구 내에서 삽입한 인공 렌즈가 수정체 앞, 홍채 뒤에 위치하기 때문에 투명수정체적체술과 같이 수정체를 제거함으로써 근거리와 원거리를 조절할 수 있는 능력을 상실할 염려가 없다. 또, 한 번 시술하면 반영구적으로 효과가 지속되며 필요한 경우 언제라도 렌즈를 제거할 수 있다.

이런 설명만 들으면 'ICL 렌즈삽입술'은 거의 완벽한 시력 회복 수술법인 듯하다. 하지만 이것 역시 '수술'이고 보니 단점이 없지 않다. 그것은 라식이나 라섹에 비해 상대적으로 높은 비용이다. 물론 환자에 따라, 상황에 따라 다르지만 '적지 않은 비용'인 것만은 사실이다.

또한 모든 수술이 으레 그렇듯 ICL 렌즈삽입술도 수술을 받을 수 있는 대상자가 어느 정도 한정이 된다.

안내렌즈삽입술 수술대상자

1. 만 18세 이상이면서 최근 6개월 이상 변화 없이 시력이 안정된 상태.
2. 고도근시 및 초고도근시로 라식이나 라섹이 불가능한 경우.
3. 굴절 이상에 비해 각막 두께가 너무 얇은 경우.
4. 야간 동공 크기가 큰 경우.
5. 심한 안구건조증이 있는 경우.

ICL 렌즈삽입술 진행 과정

　ICL렌즈삽입술은 인젝터(Injector)라는 시술기구를 이용, 3.0~3.2밀리미터의 각막절개창을 통해 ICL(안내삽입콘택트렌즈)를 홍채 뒤, 수정체 앞에 위치시키는 수술이다. 전체 수술시간은 20분 이내이며 수술 후 3~4시간 안에 안압을 측정하고, 바로 정상생활이 가능하다.

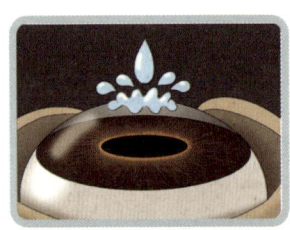

점안마취

　간단한 점안마취로 수술 준비 완료.

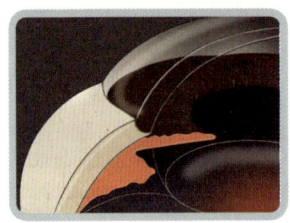

각막 절개

　각막에 3.0~3.2밀리미터 정도의 절개창을 만든다.

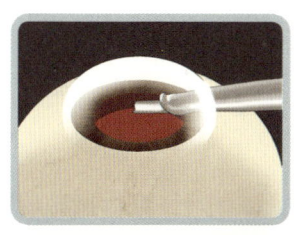

렌즈 삽입

 인젝터를 이용하여 ICL 렌즈를 삽입한다.

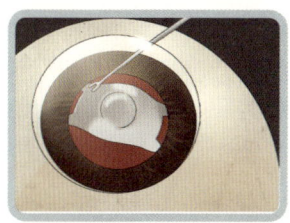

홍채 뒤에 고정

 렌즈의 가장자리 햅틱을 홍채 뒤에 위치하도록 한다.

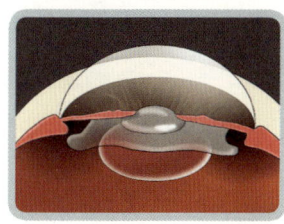

홍채 뒤에 렌즈가 자리 잡은 모습

 안내 수정체 앞, 홍채 뒤에 ICL이 위치한 모습이다.

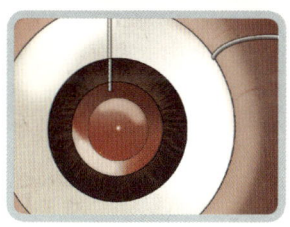

ICL이 안내에 시술된 모습

Q&A로 알아보는 안내렌즈 삽입술

ICL 수술 후 시력이 변하면 어떻게 하나?

시력의 변화가 크거나 다른 부작용이 생기면 ICL을 교체하거나 제거할 수 있다. 또 수술 과정에서 라식으로 남아있는 도수를 교정하면 안경이나 콘택트렌즈를 완전히 벗을 수도 있다. 다만 ICL 수술은 노안 교정에는 도움이 되지 못하기 때문에 고령에 따른 독서안경이 필요할 수도 있다.

일반 콘택트렌즈처럼 렌즈가 마르거나 오염되지는 않는가?
ICL은 눈 안에 삽입해 반영구적으로 사용하기 때문에 일반 콘택트렌즈처럼 세척 등 별도의 관리가 필요없다. 단, 정기적으로 안과를 방문해 검사를 받는 것이 좋다. 만일 렌즈를 제거해야 할 필요가 있을 경우에는 언제든 손쉽게 제거할 수 있다.

ICL이 외관상 다른 사람 눈에 보이지 않나?
홍채 앞에 위치하는 일반 렌즈와 달리 ICL은 홍채의 뒤쪽에 위치하기 때문에 다른 사람이 알아볼 가능성은 없다.

삽입한 ICL 때문에 이물감을 느끼지 않나?
수술 후 당분간은 경미한 불편함이 있을 수 있지만 안정이 되면 렌즈를 자각할 수 없다. 또한 렌즈는 움직이지 않고 단단히 고정된 채 눈 안의 어떤 조직에도 들러붙지 않는다.

수술 전후 입원을 해야 하나?
ICL 수술은 가벼운 국소 점안마취로 이루어지기 때문에 수술받은 날 바로 퇴원이 가능하다. 다만 귀가할 때 불편할 수 있으므로 동행인이나 운전을 대신해 줄 사람이 필요하다.

수술 전 처치부터 실제 수술까지 대략 얼마나 걸리나?

수술을 위한 정밀 검사 후 이상이 없으면 대개 수술 1~2주 전에 레이저로 홍채절개술을 하게 된다. 홍채절개술이란 수술 후 안압의 상승을 막기 위해 홍채 주변부 두 곳에 미세한 구멍을 내는 것을 말한다. ICL 수술을 하기 위해서는 검사에 필요한 하루, 레이저로 홍채절개술을 실시하는 하루 등을 포함하여 수술까지 약 1~2주의 시간이 필요하다.

ICL 수술을 하면 난시도 교정할 수 있나?

현재 유럽에서는 난시교정용 ICL이 시술되고 있지만 일반 ICL보다 뒤늦게 개발되었기 때문에 국내에서는 충분한 임상시험을 거친 다음 도입할 계획이다. 따라서 정답은 '아직은 어렵다'이다.

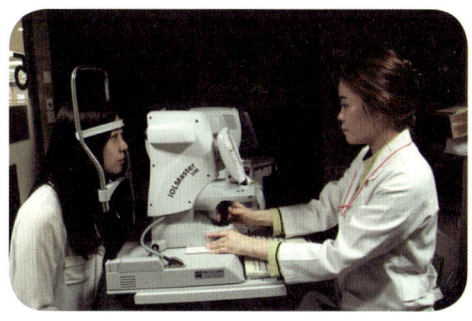

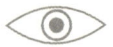

방치하면 심각한 합병증을 유발할 수 있는, 각막 질환

 전국 '병원'에서 이루어지는 수술 중 1등을 차지하고 있는 것이 백내장 수술이라면, 안과에서 백내장 다음으로 큰 비중을 차지하는 질환은 '각막 질환'이다.
 눈의 가장 바깥쪽 표면을 덮고 있는 얇은 막을 각막이라고 하고, 여기에 생기는 각종 질환을 '각막 질환'이라고 한다. 대표적인 각막 질환은 각막염과 원추각막이다.

각막염

 각막에 염증이 생기면 각막궤양이 생길 수도 있고, 더 심해지면 각막이 뚫리는 각막 천공도 나타날 수 있다. 각막궤양은 치유가 되더라도 각막이 녹아내린 그 자리에 흉터가 만들어져서 결국 시력장애가 나타나게 되는데, 이는 중요한 실명 원인 중의 하나이다. 각막염에 의한 시력장애는 대부분 예방과 치료가 가능하므로 합병증이 생기기

전에 신속하고도 정확한 치료가 중요하다.

각막염에 걸리면 심한 통증, 충혈과 함께 노랗고 끈적거리는 눈곱이 나온다. 특히 녹농균에 의한 감염인 때에는 각막궤양이 급격하게 진행될 수도 있으므로 빠른 시간 내에 안과 전문의의 진료가 필요하다.

각막염의 원인은 크게 세균성, 진균성, 바이러스성과 화상, 외상 등으로 나눌 수 있다.

1) 세균성 각막염

보통 각막이 손상을 받은 뒤 그곳이 세균에 감염되어서 발생한다. 또는 각막이 벼나 보리, 풀잎, 모래 등에 의해 외상을 입었을 때도 발병할 수 있다. 때로는 눈물이 코 속으로 지나가는 통로가 막혀 생기는 만성누낭염 때문에 각막염증이 유발될 수도 있다.

특히 콘택트렌즈를 오랫동안 착용하거나 렌즈를 낀 채 잠이 들 경우 각막에 손상이 생기고, 이를 통해 감염이 되기도 한다.

2) 진균성 각막염

손 및 각종 의복, 수건, 때로는 점안약을 통해 직접 감염이 되기도 하고, 혈액이나 림프를 따라 다른 조직으로 진균이 옮겨지기도 한다. 특히 곡물이나 직물 등을 많이 취급하는 사람이 각막 상피에 외상을 자주 입을 경우 감염되기도 한다.

원추각막

　원추각막은 충혈이나 각막세포 침윤과 같은 염증성 원인이 아니라 비염증성 원인에 의해 정상 각막이 변형되어 비정상적으로 얇아지면서 돌출되고, 그로 인해 부정난시가 발생하는 진행성 질환을 말한다. 두께가 얇아진 부위의 각막이 돌출되면서 마치 종 모양처럼 만들어지기 때문에 원추각막이라고 부른다.

　원추각막이 발생하는 빈도는 전체 인구의 0.15~0.6퍼센트 정도이고, 발생 시작 평균 연령은 16세 정도이다. 대부분 양측성(90퍼센트)이며 비대칭적으로 시작되는데, 두 번째 눈은 평균 5년 뒤에 발병된다. 5~7년간 활발히 진행되다 수년간 잠잠해지는 특징을 가지고 있으며, 활동기에는 각막의 변화가 너무 빠르기 때문에 렌즈 처방이 3~4개월마다 교체된다.

　원추각막의 원인은 아직 확실히 밝혀지지 않았으나, 대략 유전적 요인과 다운증후군, 아토피성 피부염, 망막색소변성증 또는 봄철 각결막염 등에 의한 합병증, 눈을 심하게 비비는 경우 등에 의해 발병하는 것으로 본다.

　발병 초기에는 시력 장애가 나타나고, 차츰 각막의 돌출이 심해지면서 원뿔처럼 튀어나온다. 때로는 각막에 부종을 일으키고, 각막의 탄력성 조직이 균열을 일으켜 각막 중앙부에 상흔이 남게 된다.

원추각막을 치료하는 방법은 크게 렌즈 착용과 수술적인 방법 두 가지가 있다.

초기에는 안경으로도 교정이 가능하지만, 증상이 진행되면 불규칙 난시가 생기므로 안경으로는 교정이 불가능하다. 이때는 원추각막용 하드렌즈를 착용해야 한다.

수술로는 각막에 반달 모양의 링(케라링, 인택스링)을 삽입하여 튀어나온 각막을 들어가게 하는 방법을 쓸 수 있다.

최근에는 원추각막의 진행을 억제하는 여러 가지 방법들이 개발되었는데, 원추각막의 진행을 억제할 뿐만 아니라 시력을 더욱 좋게 만들 수 있기 때문에 각광을 받고 있다.

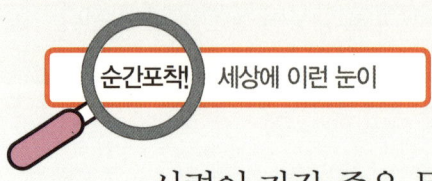

순간포착! 세상에 이런 눈이

시력이 가장 좋은 동물은 누구?

언젠가 한 언론에서 '호랑이의 시력'을 소개하면서 화제가 된 적이 있다. 기사에 따르면 호랑이의 시력은 사람과 비슷하지만 밤에는 사람보다 6배나 높은 시력을 가진다. 그 이유는 호랑이에게는 빛을 반사하는 세포층이 사람보다 한 겹 더 있기 때문이다. 아주 약한 빛까지 흡수할 수 있는 이 세포층은 동공의 확장을 돕고 어두운 곳에 들어가도 곧 익숙해져 희미한 빛도 최대한으로 받아들일 수 있게 해준다.

호랑이의 눈이 밤에 빛나는 것은 빛을 반사하는 막이 있기 때문인데, 이 막은 빛을 받는 상황에 따라 여러 가지 색으로 변한다.

하지만 '야간 시력'을 포함해서 동물계에서 가장 시력이 좋은 것은 호랑이가 아니라 '타조'다. 타조는 사람의 시력을 기준으로 하면 무려 25의 시력을 가지고 있다. 이 정도면 10~25킬로미터 이상의 거리에 있는 물체를 제대로 인식할 수 있는 수준이다.

한편 맹금류인 매는 9.0의 시력으로 시속 2백킬로미터 이상의 속도에서도 사냥감을 놓치지 않는다. 검독수리는 6.0이고 기린은 4~5 정도로 알려져 있다.

'눈'으로 하는 봉사, 각막 기증

　신체의 모든 장기들이 다 그렇듯, 각막 역시 한 번 손상이 되면 돌이킬 수가 없다. 특히 손상 정도가 심하면 치료도 수술도 별무소용. 뿌옇고 흐린 눈으로 세상을 살거나 서서히 실명의 길로 접어들 수밖에 없다. 이렇게 각막이 손상되어 어둠의 세계에 접어드는 혹은 이미 접어든 사람들의 유일한 희망은 바로 '각막 이식'이다.
　즉 혼탁한 각막을 제거하고 깨끗한 새 각막으로 대체하는 수술이 바로 각막이식 수술이다.
　당연한 얘기지만, 각막 이식을 하기 위해서는 누군가에 의한 '각막 기증'이 필요하다. 그 외에는 깨끗한 각막을 공급받을 수 있는 길이 없기 때문이다.
　우리나라는 장기 기증에 대해 매우 인색한 편이다. '신체발부는 수지부모'라는 인식 때문인지 매장이 아닌 화장을 택하는 사람들도 장기를 기증하는 일은 별로 없다. 그런 점에서 각막 역시 마찬가지 신세

이다. 사실 각막은 신체의 일부분이긴 하지만 그야말로 '얇은 막' 한 장일 뿐인데, 세상을 떠나는 마당에 그마저도 선뜻 타인을 위해 내놓지 못하는 우리 사회의 기증 문화가 참 아쉽고 안타깝다.

그나마 지난 2009년 김수환 추기경이 선종을 하면서 잠시 '각막 기증'에 대한 사회적 관심을 불러일으킨 적이 있지만, 몇 년도 가지 않아 시나브로 언제 그랬냐는 듯 다시 제자리로 돌아가고 말았다.

정확한 숫자는 아니지만, 우리나라의 경우 연간 각막 기증 숫자는 1,000개가 될까 말까 한다. 이런저런 검사를 거쳐 실제로 수술에 들어가는 경우는 물론 이보다 적다. 비싼 돈을 주고 외국에서 수입까지 하는 형편이지만 신선한 각막은 늘 부족하다.

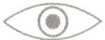

누구나 겪을 수 있는 전안부 안과 질환

백내장이나 각막염뿐만 아니라 우리 눈을 괴롭히는 질환은 차고 넘치도록 많고, 그중 상당수는 '전안부센터'를 거쳐야 하는 질환들이다. 대표적인 전안부 질환은 안구건조증, 익상편, 결막염, 안검염, 결막하출혈, 검열반, VDT 증후군, 유행성결막염 등이다.

이 가운데서 특히 우리를 괴롭히는 것이 바로 '안구건조증'이다. 실명에 이를 정도로 심각한 질병이 아니기 때문에 주목을 덜 받는 질환이지만, 아마도 안과 질환 가운데 가장 많은 환자군을 거느린 것이 바로 안구건조증이 아닐까 싶다.

우리가 눈을 부드럽게 떴다 감았다 할 수 있는 것은 바로 눈물이 윤활유 역할을 해주기 때문이다. 눈물은 점액층과 수분층, 지방층의 3가지 성분으로 이루어져 있는데, 이 성분들의 균형이 깨지거나 눈물 자체가 줄어들게 되면 눈이 뻑뻑해지면서 각막에 상처가 나게 된다.

최근 대기오염과 과도한 PC 작업 등 환경적인 요인 때문에 안구건조증으로 고통받고 있는 사람들이 점차 늘어나고 있다. 통계학상으로 보면 중년기 이후 여성이나 내분비 이상이 있는 여성에게 많이 나타나는데, 한 통계에 따르면 갱년기 이후 여성 4명 중 1명이 안구건조증으로 고통받고 있다고 한다.

때로는 잘못된 약물 복용이나 눈가, 눈꺼풀의 염증 또는 눈가의 과다한 문신, 콘택트렌즈의 장기 착용, 비타민 A 부족, 알레르기성 결막염, 쇼그렌 증후군과 같은 면역학적인 질환 등이 원인이 될 수도 있다.

예전에는 안구건조증에 대한 개념이 제대로 정립되지 않아서 단순히 인공누액만을 지속적으로 사용하는 경우가 많았다. 물론 인공누액은 지금까지 안구건조증후군의 치료에 사용되는 주요 약제지만 최근 여러 가지 새로운 약제 및 치료법들이 나와 사용되기 시작했다.

안구건조증은 그 원인에 따라 크게 3가지 종류로 나눌 수 있다. 첫째, 눈꺼풀의 염증으로 인해 눈물에 이상이 생긴 경우, 둘째, 눈물은 정상적으로 분비되지만 눈의 표면에 눈물이 잘 퍼지지 않는 경우, 마지막으로 눈물 분비량이 감소한 경우 등이다.

같은 증상을 느끼는 안구건조증이라도 원인에 맞는 치료를 하지 않으면 제대로 효과를 보기 어렵다.

안구건조증이 확진되면 건조한 사무실이나 밀폐식 난방장치가 된

건물에서는 가습기를 틀어 공기의 습도를 올려주고 눈을 자주 깜박여주어야 한다.

화장품도 자기 얼굴에 맞는 것이 있듯이 인공누액도 자신의 증상에 맞는 것이 따로 있다. 따라서 의사 선생님과의 상담을 통해 자신에게 잘 맞는 것을 선택하는 것이 좋다.

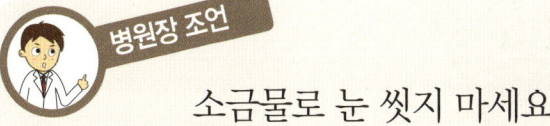

소금물로 눈 씻지 마세요

'선무당이 사람을 잡는다'는 말이 있듯이, 어설픈 민간요법을 잘못 사용하면 눈 건강을 크게 해칠 수도 있습니다. 대표적인 것이 소금물로 눈을 씻는 일입니다. 소금물로 눈을 씻으면 눈이 밝아진다고 알고 있는 분들이 생각보다 많은데, 소금은 멸균 상태가 아니기 때문에 오히려 세균 감염을 일으킬 수 있습니다. 눈이 밝아지기는커녕 부작용이 나타날 가능성이 더 큰 것입니다.

또한 집에서 소금과 물을 섞어서 만드는 소금물이 눈물의 농도와 같을 수는 없습니다. 간혹 눈이 건조한 상태에서 소금물로 눈을 씻으면 순간적으로 눈이 편하다고 느껴지는 경우가 없지는 않습니다. 하지만 그것은 소금물의 치유력이 아니라 단지 눈에 물기가 보충되면서 나타나는 일시적인 느낌일 뿐입니다.

또한 소금 알갱이는 각막을 상하게 할 수 있기 때문에 득보다 실이 많습니다. 어설픈 소금물보다는 의학적으로 눈에 맞게 만들어진 약물로 눈을 씻어야 눈을 보호할 수 있습니다.

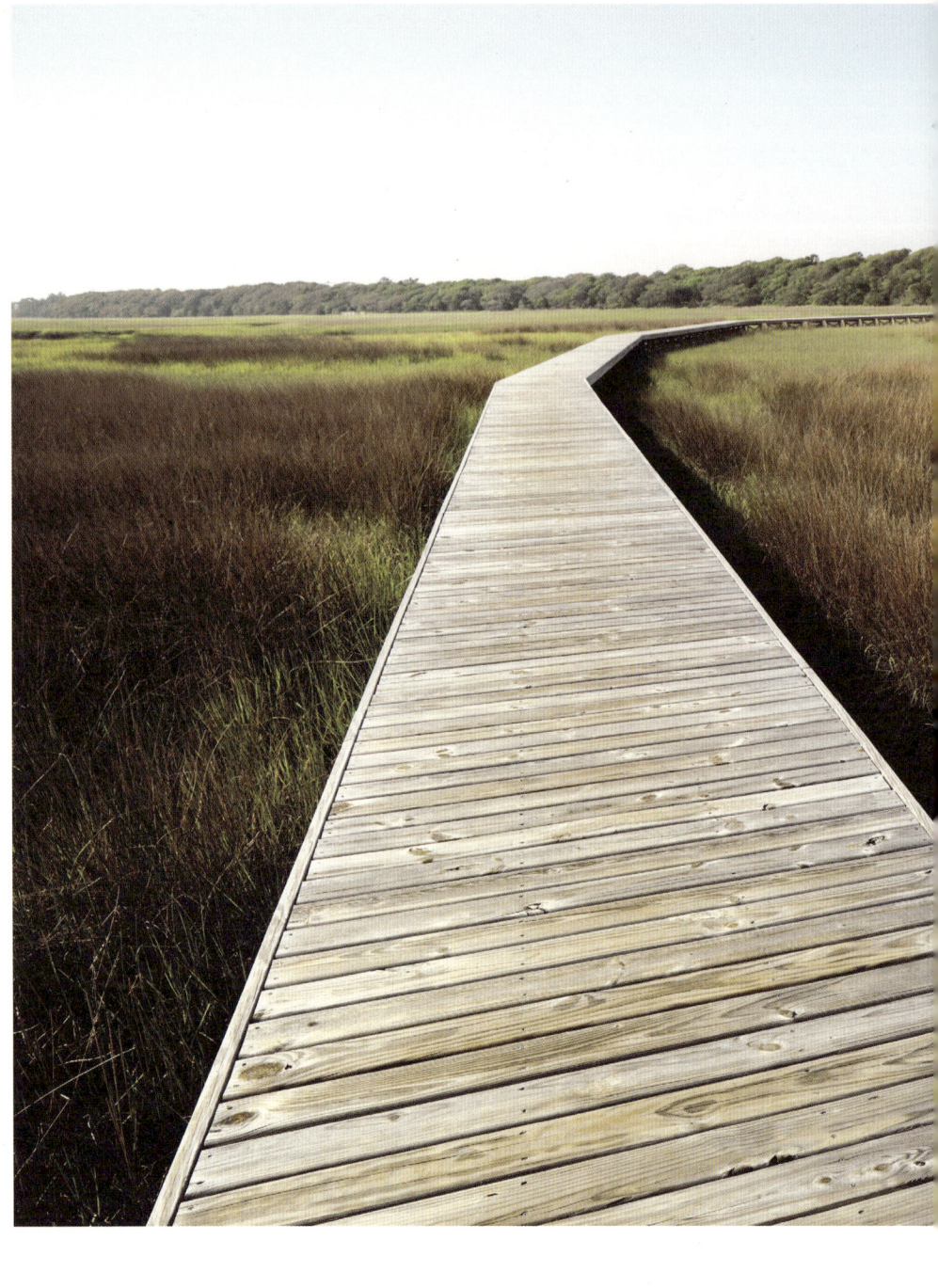

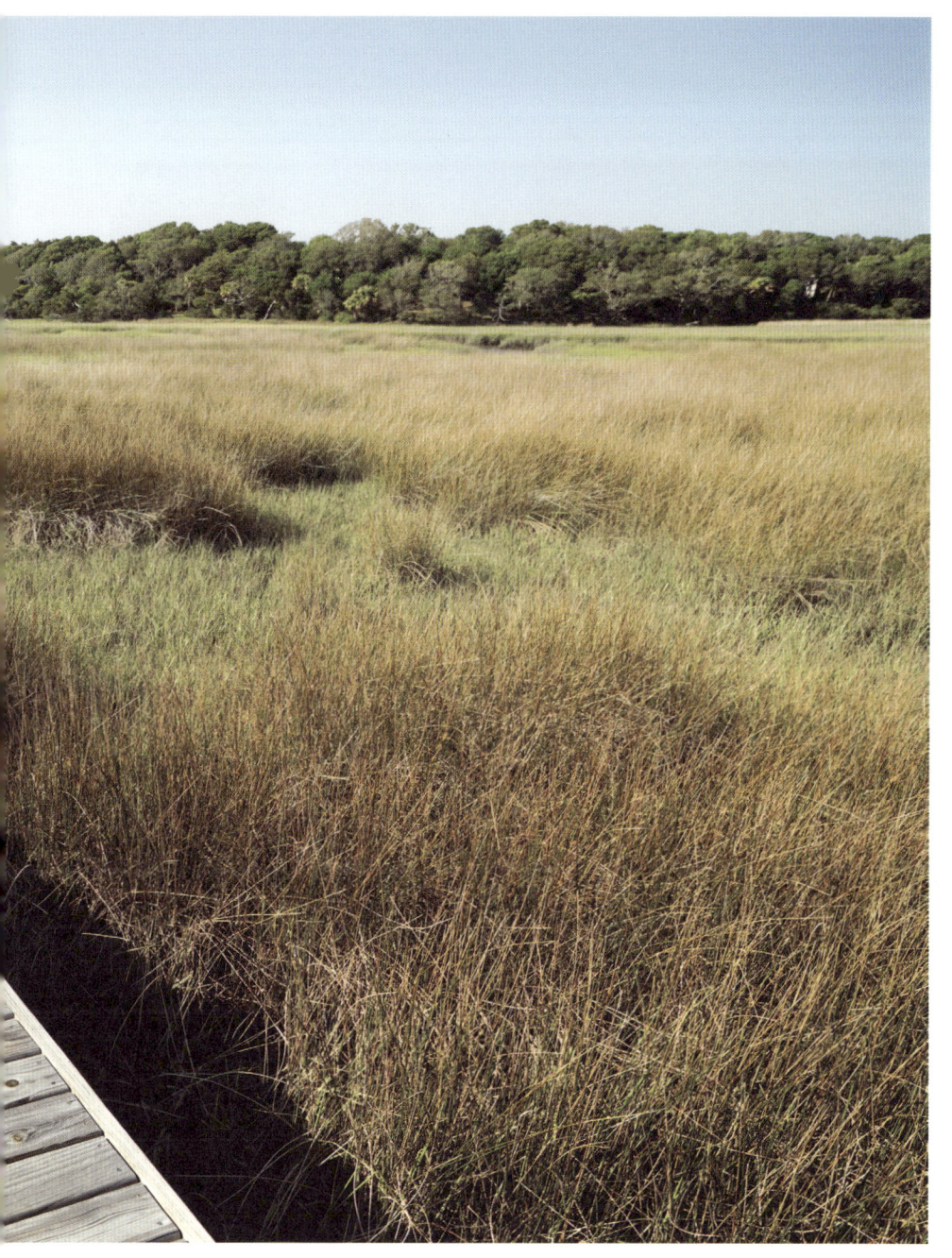

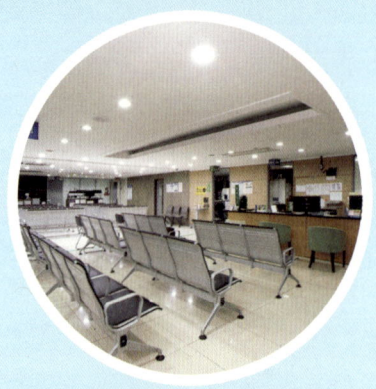

지금은 고인이 된 원로 개그맨 서영춘 선생은 "인천 앞바다에 사이다가 떨어도 꼽뿌(컵의 일본식 표현) 없으면 못 마십니다." 하면서 특유의 합죽이 웃음을 선사하곤 했다. 아마도 서영춘 선생이 한창 이름을 날리던 시절에는 '사이다'도 꽤나 귀하신 몸이었던 모양이다.

어쩌면 '망막'이 하는 일도 사이다를 마실 수 있는 '컵'이나 구슬을 꿰어 보배로 만들어주는 '실'과 같은 것이 아닐까 싶다. 아무리 우리 눈이 아름답고 좋은 것을 보아도 망막의 시신경을 거쳐 뇌로 전달되지 않으면 보지 못한 것이나 마찬가지가 되기 때문이다.

망막은 안구의 가장 안쪽을 덮고 있는 투명한 신경조직으로, 카메라에 비유하자면 '필름'에 해당된다. 그리고 일정 부분 바깥으로 노출이 되기 때문에 외부 환경 특히 빛과 같은 자극의 영향을 많이 받는다.

우리가 눈으로 보는 모든 정보는 망막의 시세포에 감지되고, 이 정보는 다시 망막 내층의 세포를 통해 뇌로 전달된다. 이것이 바로 우리가 '사물을 보는' 과정이다. 말하자면 그냥 흩어져 있는 '빛'의 덩어리들을 '사물'로 인식할 수 있도록 처리해주는 핵심 부서인 셈이다.

한마디로 '망막이란 뇌의 일부로서 눈 안으로 들어와 있는 신경세포'라 할 수 있다. 망막센터는 바로 이 망막에 나타나는 각종 질환들을 진단, 치료, 수술하는 곳이다.

제2부

서 말의 구슬을 꿰어
보물로 만들어주다

망막센터 – 손준홍 병원장
박영숙 망막센터장
황덕진 진료과장
이경민 진료과장
정희영 진료과장

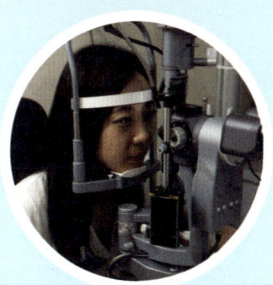 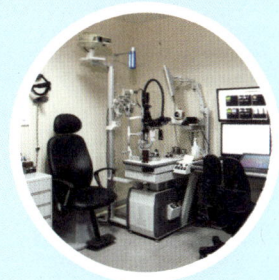

매년 100만 명의 환자가 '실명' 위험

바야흐로 100세 시대다. 그런데 이상하게도 '의학적 통계'는 점점 더 비관적으로 변해간다. 암의 종류도 많아졌고, 암에 걸려서 죽는 사람의 숫자도 매년 늘어난다. '안과' 분야도 마찬가지다. 먹고 살기도 좋아졌고, 생활환경도 좋아졌고, 의료 기술도 나날이 발전하고 있는데 왜 환자 수는 자꾸 늘어나는 걸까?

이유는 크게 두 가지다.

첫째는, 생활수준이 높아지면서 병원을 찾는 사람의 숫자가 늘어났기 때문이다. 말하자면 예전에는 본인이 환자인 줄을 모르고 평생을 사는 사람이 많았지만 이제는 어디가 아픈지 알게 되었기 때문에 '환자 수'가 자연스럽게 늘어난 것이다. 즉 '아픈 사람'이 많아진 게 아니라 '아프다는 사실을 알게 된 사람'의 숫자가 늘어난 것이다. 이는 또한 진단 의학과 검사 장비의 발달과도 연관이 있다.

또 하나는 '고령 인구의 증가' 때문이다. 노인 인구가 늘어나니까 자연스럽게 노인성 질병도 그만큼 늘어날 수밖에 없는 것이다.

사실 '아프다는 사실을 알게 된 사람의 숫자'는 별 문제가 아니다. 의학의 발달 덕분에 미리 병을 예방하거나 조기에 발견해서 고치는 경우가 늘어났으니 오히려 바람직한 현상이라 할 수 있다. 하지만 고령화에 따른 질병의 증가는 사회·경제적 비용의 증가만이 아니라 의학적 측면에서도 여러 가지 부담이 되고 있다.

그중에서도 특히 '안과'와 관련된 문제는 노화와 더불어 '후천성 3대 실명질환'이 급속도로 늘고 있다는 점이다. '3대 실명질환'이란 녹내장과 당뇨망막병증, 황반변성을 일컫는다. 이 가운데 녹내장을 제외한 당뇨망막병증과 황반변성이 바로 '망막' 관련 질환이다.

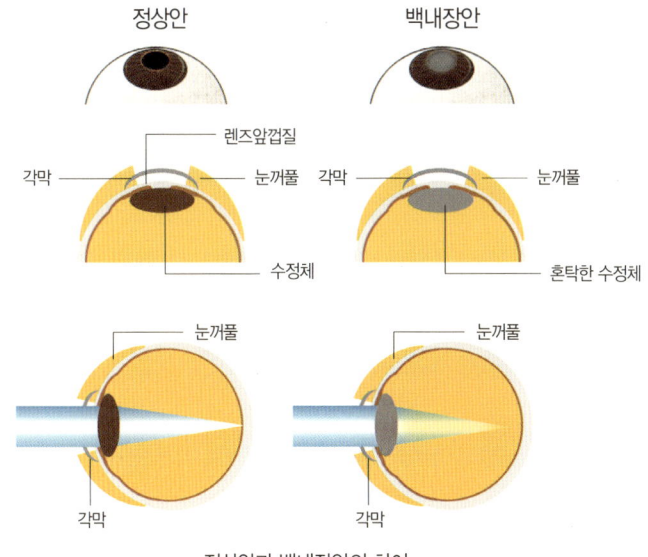

정상안과 백내장안의 차이

3대 실명질환 환자 수			
	2011년	2012년	2013년
녹내장	52만 5,337명	53만 8,040명	62만 7,060명
당뇨막막병증	25만 4,199명	26만 4,769명	27만 7,022명
황반변성	12만 822명	13만 1,841명	14만 540명

자료 : 건강보험심사평가원

　건강보험심사평가원의 자료에 따르면 녹내장 환자는 2011년 52만 5,000여 명에서 2013년 62만 7,000여 명으로 2년 동안 19퍼센트가 늘었다. 같은 기간 동안 당뇨망막병증 환자는 9퍼센트, 황반변성 환자는 16퍼센트 증가했다. 2013년 기준으로 '실명'을 할지도 모를 심각한 질환을 앓고 있는 환자의 수가 자그마치 100만 명을 넘어선 것이다.

　이처럼 환자 수가 급속히 늘어나는 이유는 평균 수명이 길어지면서 눈의 노화가 계속되고, 눈의 혈관에 영향을 미치는 만성질환이 늘고 있기 때문이다.

　또한, 눈의 노화나 실명은 단순히 생활의 불편만이 아니라 우울증에 걸리거나 극단적인 선택을 할 가능성이 일반인에 비해 2~3배 정도 높기 때문에 사회적으로 문제가 된다.

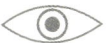

친구 따라 병원 간다

몇 년 전 일이다. 나이 지긋한 할아버지 두 분이 진료실로 들어섰다. 한 분은 백내장 수술을 받으신 후 '눈앞에 모기 같은 것이 자꾸 날아다니는 것 같다'면서 진료를 받으러 오신 70대의 김 할아버지였고, 또 한 분은 '보호자'로 따라온 70대의 정 할아버지였다.

진찰 결과 김 할아버지는 노인들에게서 흔히 나타나는 '비문증'이었다. 심각한 상태는 아니어서 '나이가 드시면 본래 그런 증상이 나타날 수 있으니 걱정하지 않으셔도 된다'고 안심을 시켜드렸다. 그리고 만일 눈앞에 날아다니는 '모기'가 점점 많아지거나 크기가 커진다면 바로 병원으로 오시라고 말씀을 드렸다.

그런데 말씀을 나누다 보니 함께 오신 정 할아버지가 오히려 더 신경이 쓰였다. 당뇨병으로 고생하신 지 10년이 넘었다는데, 아직 한 번도 안과 검진을 받아보신 적이 없다는 것이 아닌가.

당뇨병이란 체내 인슐린의 절대량이 부족하거나 그 작용이 부족하여 혈당치가 높아진 상태가 장기적으로 계속됨으로써 여러 가지 대사 이상과 만성 합병증을 초래하는 병이다. 신장이나 신경, 망막 등 전신의 크고 작은 혈관을 침범하여 합병증을 일으키는데, 당뇨병 환자의 약 반 이상이 당뇨망막병증을 겪는 것으로 알려져 있다.

특히 혈당 조절을 잘 안 하거나 고혈압 치료가 잘 안 되었을 경우 당뇨망막병증의 위험은 더욱 커진다. 뿐만 아니라 당뇨 조절을 잘 하는 환자의 경우에도 당뇨 발병 후 15~20년 이상이 지나면 대부분 당뇨망막병증을 겪게 된다.

일단 정 할아버지의 눈을 검사해봤다. 예상대로 당뇨망막병증이었다. 그것도 이미 증식망막병증으로 넘어간 상태라 수술이 시급했다.

"어르신, 하루라도 빨리 수술을 하셔야 해요. 이대로 그냥 두시면 실명을 할 수도 있어요!"

"아니, 내가 왜? 당뇨병 때문에 얼마나 조심을 하고 사는데, 왜 그래요?"

할아버지 입장에서는 매우 억울한 일이겠지만, 당뇨라는 병이 원래 그런 걸 어쩌랴.

우선 할아버지를 설득해서 빠른 시간 내에 보호자와 함께 다시 병원을 찾아주실 것을 부탁드렸다. 다행히 정 할아버지는 자식들의 빠른 대처 덕분에 바로 수술을 받았고, 지금은 아주 건강한 눈으로 살고 있다.

요즘은 예전에 비해 건강검진을 받는 일이 꽤 활성화돼 있다. 특히 건강보험을 통해 2년에 한 번씩 무료로 검진을 받을 수 있게 된 영향이 적지 않다. 그런데 '눈'은 사정이 좀 다르다. 일반 건강검진 항목에 포함돼 있지 않을 뿐만 아니라 눈에 이상 증상이 있기 전까지는 검사를 받아야 한다고 생각하는 사람이 많지 않기 때문이다.

대부분 특별한 자각 증상이 없는 눈의 특성상 사물이 뚜렷하게 보이지 않거나 자주 침침해지는 등의 증상이 생겨 병원을 찾으면 병이 이미 진행된 경우가 많다.

앞에서 예로 든 '3대 실명질환'의 공통점은 모두 특별한 자각증상이 없다는 것이다. 따라서 정기검진을 통해 눈의 이상 유무를 확인하고, 적절한 치료를 하는 것이 최선이다.

혼자 병원을 찾는 게 어렵다면, 정 할아버지처럼 친구가 병원 갈 때 슬쩍 따라가서 곁다리로 상담이라도 받아보시라. 그렇게라도 하지 않으면 아무 예고도 없이 찾아드는 중대한 눈 질환을 예방할 길이 없다.

'증식망막병증'과 '비증식망막병증'

　당뇨망막병증은 당뇨가 있는 40세 이상의 환자 중 40.3퍼센트에서 나타나며, 65세 이하 실명 원인의 65퍼센트를 차지할 정도로 흔한 질병이다. 당뇨로 인해 망막의 모세혈관이 폐쇄돼 눈 속 조직의 저산소증을 일으키는 질환으로 심하면 황반변성처럼 쓸모없는 혈관이 생기고 터지기를 반복하면서 결국 실명에 이르게 한다.

　당뇨망막병증은 신생혈관이 없는 '비증식망막병증'과 신생혈관이 있는 '증식망막병증'으로 나뉜다. 비증식망막병증은 초기의 망막 변화로, 당뇨망막병증 환자의 약 90퍼센트가 여기에 속한다. 여러 가지 망막혈관의 이상소견과 출혈, 망막부종 등이 나타나는데, 그대로 방치할 경우 대부분 증식성 당뇨망막증으로 진행하게 되므로 정기적으로 진찰을 계속하다가 적절한 시기에 레이저 광응고술을 시행해야 한다.

　증식망막병증은 비정상적인 혈관들이 나타나 증식하게 되는데, 이

혈관들은 쉽게 출혈을 일으키고 주위로 막들이 자라나와 망막을 잡아당겨서 망막박리가 생기기도 한다. 신생혈관의 출혈로 유리체 출혈이 생기면 눈앞에 떠다니는 그림자가 생기거나 눈이 아주 보이지 않게 되는 등의 증상이 나타나기도 한다.

출혈된 피는 저절로 흡수되기도 하지만 흡수되지 않고 오래 가면 망막박리 등 더 큰 이상을 일으켜서 심각한 시력장애를 일으킨다. 증식당뇨망막병증으로 인한 합병증이 생길 경우에는 유리체 절제술을 시행한다.

당뇨망막병증은 초기에는 증상이 없다가 황반부(망막의 중심에 있는 시력의 중심부로서 대부분의 시세포가 밀집되어 있다)의 침범이 일어나면서 시력 저하가 나타나게 된다. 하지만 시력은 망막병증이 얼마나 심한지 파악하는 척도로 삼아선 안 된다. 망막병증이 상당히 진행된 경우에도 황반부의 장애가 없으면 시력이 좋게 나타나고, 가벼운 망막병증이라 하더라도 병적인 변화가 황반부에 국한되어 나타난 경우에는 상당한 시력 저하가 발생하기 때문이다.

당뇨망막병증은 레이저 치료와 안구내 주사, 수술이 기본적인 치료법이다.

레이저 광응고술

레이저 광응고술은 당뇨망막병증을 치료하거나 시력을 좋게 하기 위한 것이 아니라 예방 목적으로 시행하는 것이다. 증식당뇨망막병증을 방치할 경우 심한 안구 통증을 동반하는 신생혈관녹내장 등의 심각한 합병증이 생기거나 실명을 할 수도 있기 때문이다. 대개 1주 내지 2주 간격으로 한쪽 눈에 3~4회 정도 시행한다.

하지만 레이저 광응고술을 시행했다고 해서 '완전한 예방'을 했다고는 할 수 없다. 실제로 3분의 1 정도의 환자는 치료 후에도 병이 계속 진행되기도 한다. 따라서 레이저 광응고술 시행 후에도 정기적인 관찰이 필요하며, 경우에 따라 추가적인 치료가 필요할 경우도 있다.

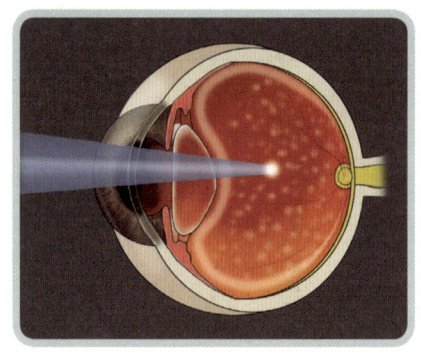

레이저 광응고술

유리체절제술

초자체라고도 부르는 유리체는 안구 내부의 대부분을 채우고 있는 젤리처럼 탄력 있고 투명한 조직이다. 눈 속에 출혈이나 염증이 있으면 유리체(초자체)가 혼탁하게 되어 시력 장애가 오는데, 필요한 경우 유리체(초자체)를 제거하여도 기능상으로는 문제가 없다.

유리체(초자체)는 망막의 앞부분과 단단히 붙어있기 때문에 수술을 철저하게 하려면 수정체를 제거해야 하는 경우도 있다.

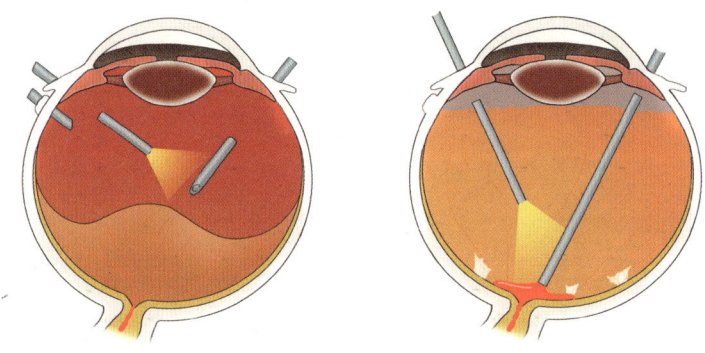

유리체 절제술 시술 장면

유리체절제술을 시행해야 하는 경우는 다음과 같다.
- 당뇨망막병증이 심한 경우
- 눈에 심한 외상을 입은 경우
- 눈 속에 염증이 심한 경우
- 유리체의 각종 선천적인 이상
- 기타 여러가지 망막유리체(초자체) 질환

일반적으로 유리체절제술을 시행하고 2~3주 정도는 수술 전보다

시력이 오히려 안 좋은 경우가 많이 있다. 특히 눈 속에 가스나 공기를 주입한 경우라면 더욱 그렇다. 하지만 망막이 잘 재유착되고 문제가 없으면 수술 2주 후부터 6개월 정도까지 회복이 계속된다. 하지만 아무리 수술을 잘 해도 망막 상태에 따라 이전과 같은 시력으로 회복되지 않는 경우도 있으며, 당뇨나 포도막염 등이 같이 있는 경우에는 더욱 좋지 않다.

사실 유리체절제술은 자연적으로는 시력을 되찾을 가능성이 거의 없는 환자들을 대상으로 하기 때문에 100퍼센트 성공을 보장할 수는 없다. 병의 진행 상태에 따라 수술 성공률이 달라지는데, 1차 수술의 성공률은 50~95퍼센트 정도다. 일차수술에 실패하더라도 재수술이 가능하므로 너무 염려할 필요는 없다.

눈에도 오른눈잡이 왼눈잡이가 있다

정 할아버지와는 경우가 좀 다르지만, 제법 심각한 안질환에 걸려 있는데도 그걸 잘 모르는 경우가 있다. 검사를 해보면 자각 증상도 어느 정도 나타났을 것 같은데, 의식을 잘 못하고 사는 것이다. '눈이 두 개'이기 때문이다.

눈에 대해 관심이 있는 사람이라면 대부분 알고 있겠지만, 우리들의 눈도 왼손잡이, 오른손잡이처럼 주로 쓰는 눈(우위안)과 그렇지 않은 눈이 있다. 이 때문에 우위안에 이상이 생기면 금방 알게 되지만 그렇지 않은 눈에 이상이 생길 경우 잘 느끼지 못하는 경우가 생기는 것이다. 물론 사람에 따라 우위안의 의존도가 높은 경우도 있고 낮은 경우가 있지만 대부분 의존도의 차이가 제법 크다. 평소 우위안이 어느 쪽 눈인지 잘 알아두면 이상 여부를 조금 더 세밀하게 체크할 수 있다.

아주 비슷한 예는 아니지만, 오른손잡이가 오른손을 다쳤을 경우와 왼손을 다쳤을 경우를 생각해보면 조금 이해가 될 것이다. 당연한 얘기지만 라식이나 라섹 등 시력교정술도 우위안을 먼저 시술한다.

그러면 나의 우위안이 어느 쪽 눈인지 어떻게 알 수 있을까? 집에서 해볼 수 있는 아주 간단한 검사법이 있다.

1) 손가락으로 동그라미를 만들고, 멀리 있는 물체를 동그라미 안에 넣는다.
2) 양쪽 눈을 뜬 상태로 동그라미 속에 있는 물체를 주시한다.
3) 그 상태에서 눈을 한 쪽씩 감아 본다.

동그라미 속의 물체가 움직이지 않고 그대로 있는 눈이 우위안이고, 물체가 동그라미 밖으로 이동을 하는 눈이 비우위안이다.

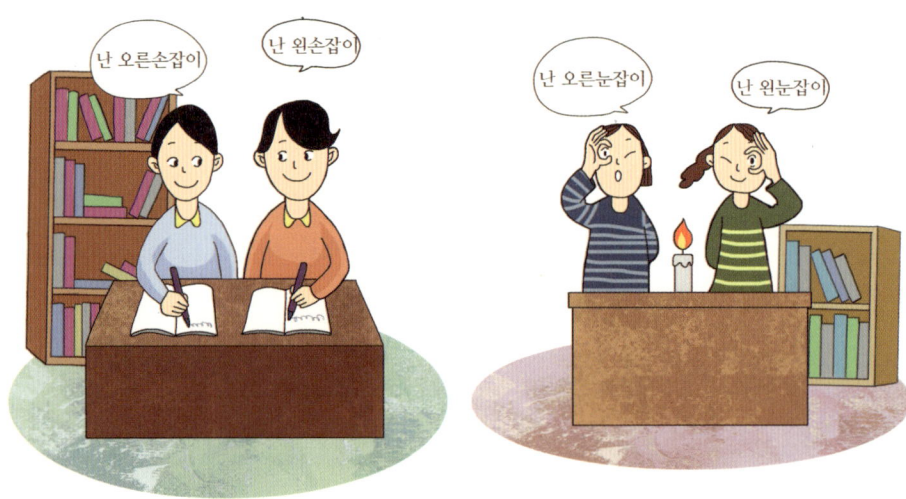

친구 덕분에 망막전막을 고친 할머니

앞에서 김 할아버지를 따라왔다가 당뇨망막병증을 발견하게 된 정 할아버지 이야기를 소개했지만, 이런 경우는 생각보다 많다. 아이를 데리고 온 어머니 또는 할머니를 모시고 온 손자가 '떡 본 김에 제사 지내듯' 눈 검사를 해보고 이상을 발견하게 되는 것이다.

이번에는 70대의 김 할머니가 주인공이다. 김 할머니 역시 친구가 안과를 간다니까 보호자 겸 따라왔던 분이다.

친구가 이것저것 검사를 하는 동안 심심해진 김 할머니는 마침 벽에 붙어 있는 시력검사표를 발견했다. 그리고 한쪽 눈을 손바닥으로 가려가면서 혼자 시력검사를 해보았다. 말 그대로 '시력'이 궁금했기 때문이다. 그런데, 이게 웬일인가. 왼쪽 눈이 잘 안 보이는 것이 아닌가. 몇 번이고 검사를 해봤지만 오른쪽 눈만 뜨고 있으면 평소와 다름이 없는데, 왼쪽 눈만 뜨고 있으면 시야가 흐리고 물체가 조금씩 휘어 보이는 것이었다. 왼쪽 눈이 우위안이 아니었기 때문에 평소 모르고 지냈던 것이다. 바로 진료를 신청하고 검사를 해봤더니 망막전막이었다.

망막전막은 망막 표면을 따라 원래 존재하지 않던 섬유성 막이 증식해서 망막을 변형시키고 빛이 초점을 맺는 것을 방해하는 질환이다. 노인층에서 발생하는 흔한 질병으로 대부분 50세 이상의 연령대에서 발생하고, 나이가 들수록 발생 빈도가 늘어난다. 노년층의 경우엔 유병률이 28.9%에 이르는 것으로 알려져 있다.

초기에는 별다른 증상이 없지만 심한 경우 사물이 휘어져 보이거나 시력이 떨어지게 된다. 망막전막으로 인해 황반부의 구조적인 변형이 심할 경우 황반의 시세포가 손상되므로 망막전막을 제거하는 망막 수술을 시행한다.

김 할머니는 증상이 진행되고 있는 상태라 곧 수술을 받았다. 하지만 안타깝게도 수술을 통해 사물이 휘어져 보이는 증상은 개선할 수 있어도 시력 향상은 매우 제한적이다. 김 할머니가 평소 자신의 우위안이 어느 쪽인지 잘 알고 계셨다면, 그래서 비우위안 쪽 눈을 한 번씩 체크를 해보셨다면 상태가 더 악화되기 전에 충분히 예방이 가능했을 텐데 하는 아쉬움이 지금도 남아 있다.

호미로 막을 일을 가래로도 못 막게 될 수도 있는 게 바로 안과 질환이라는 건, 아무리 강조해도 지나치지 않은 것 같다.

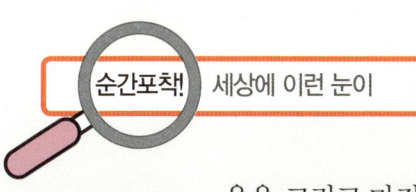
순간포착! 세상에 이런 눈이

용을 그리고 마지막으로 눈동자를 찍어 넣다,
화룡점정(畵龍點睛)

무슨 일을 하는 데에 가장 중요한 부분을 완성함을 비유적으로 이르는 말이 바로 화룡점정이다. 용의 그림을 그린 뒤에 마지막으로 눈동자를 그려 넣었더니 실제 용이 되어 홀연히 구름을 타고 하늘로 날아 올라갔다는 고사에서 유래한 말이다.

중국 남북조시대(南北朝時代) 양나라에 장승요라는 인물이 있었다. 높은 벼슬을 고루 지내고 사직한 뒤 그림을 그리며 살던 그는 어느 날 안락사라는 절에서 용을 그려달라는 부탁을 받았다.
장승요가 그림을 그리기 시작하자 안락사의 벽에는 화려하고 멋진 두 마리의 용이 채워지기 시작했다. 용의 모습은 금방이라도 하늘로 날아오를 듯 생동감이 넘쳤다. 그림을 보는 사람마다 칭찬을 아끼지 않았는데, 이상하게도 장승요는 그림을 완성한 뒤에도 용의 눈을 그려 넣지 않았다. 그러자 많은 사람들이 "왜 용의 눈동자를 그려 넣지 않았소?" 하고 묻기 시작했다.
그러자 장승요는 "눈을 그려 넣으면 용은 하늘로 날아가 버릴 것이오."라고 답했다. 그러나 사람들은 그의 말을 믿지 않고 용의 눈을 그려 넣을 것을 재촉했다. 사람들의 성화에 못 이긴 장승요는 두 마리 중 한 마리의 용에 눈을 그려 넣었다. 그러자 그 용이 갑자기 벽면을 박차고 솟아오르더니 구름을 타고 하늘로 날아가 버리고 말았다.
깜짝 놀란 사람들이 정신을 차리고 벽을 바라보니 날아간 용의 자리는 빈 공간으로 남아 있는 반면 눈을 그려 넣지 않은 다른 용은 그대로 남아 있었다. 이때부터 중요한 일의 마지막 마무리를 해 넣는 것을 화룡점정(畵龍點睛)이라 부르게 되었다.

글자가 삐뚤빼뚤?
황반변성을 의심하라

당뇨망막병증에 비해 환자 수는 절반 정도에 불과하지만 '노인 실명'의 비중은 오히려 더 큰 망막 질병이 또 하나 있다. 그것은 바로 프롤로그에서 소개했던 '강화도 할머니'를 고생시킨 '황반변성'이다. 미국의 경우 연간 1,000만 명 정도가 황반변성으로 치료받는 것으로 알려져 있다.

황반변성은 말 그대로 황반부에 변성이 생기는 병인데, 황반부는 대부분의 시세포가 밀집되어 있는 망막의 중심으로 '시력'에 있어 가장 중요한 부분이라 할 수 있다.

황반변성에 걸리면 시야가 흐릿하게 보이거나 비틀려 보이고, 직선이 일렁이거나 사물이 찌그러져 보인다. 내가 바라보고 있는 곳의 주변은 보이는데 오히려 중심이 잘 보이지 않거나 야외에서 먼 곳을 바라볼 때 원형의 검은 점이 보이기도 한다.

황반변성에는 건성(90퍼센트)과 습성(10퍼센트)이 있다. 건성 황반변성은 망막색소상피세포의 위축이며, 습성 황반변성은 망막 아래 맥락막에서 비정상적인 신생혈관이 자라나고 이로부터 누출된 혈액이나 액체가 원인이 되어 시력저하를 유발하는 것이다. 황반변성은 건성에서 시작해서 습성으로 진행한다.

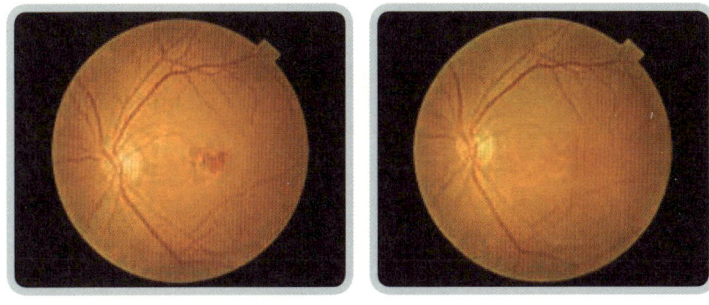

그림-(좌) 좌안 황반부에 망막하 출혈과 맥락막 신생혈관, 시력 0.1
그림-(우) 항 혈관내피세포 성장인자 유리체내 주사 한 달 후 신생혈관의 퇴행, 시력 0.9

황반변성은 지난 2014년 모 프로그램에 출연한 개그맨 이휘재 씨가 '황반변성을 앓고 있다'는 고백을 했을 정도로 발생 시기가 점차 빨라지면서 젊은 환자의 수도 늘고 있다. 그 이유는 컴퓨터와 스마트폰 등 전자기기의 사용이 늘면서 눈이 '과로'를 하고 있기 때문이다.

황반변성 자가 진단

아래와 같은 현상이 나타난다면 황반변성일 가능성이 매우 높다.

- 욕실의 타일이나 테니스 코트의 선이 굽어 보인다.
- 책이나 신문을 읽을 때 글자에 공백이 생긴다.
- 그림을 볼 때 어느 부분이 지워진 것처럼 보인다.
- 사물의 가운데에 검거나 빈 부분이 있다.
- 물체가 찌그러져 보인다.

아래쪽에 있는 '암슬러 격자'를 이용하면 집에서도 간편하게 자가 진단을 해볼 수 있다.

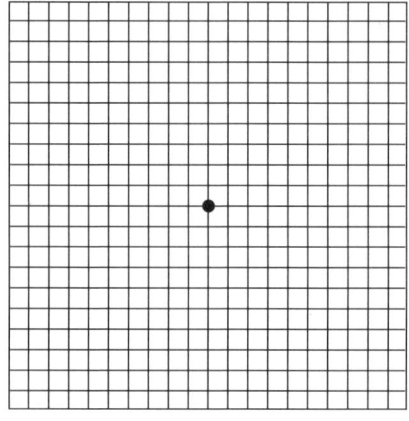

암슬러 격자

- 밝은 빛 아래에서 33cm 정도 떨어진 상태에서 암슬러 격자를 본다.
- 안경이 필요하다면 안경을 끼고 보아도 좋다.
- 한쪽 눈을 가리고 격자의 중심에 있는 점에 초점을 고정시킨다.
- 선들이 곧게 보이는지 확인한다.
  - 작은 네모칸이 모두 같은 크기로 보이는가?
  - 4개의 모퉁이가 모두 제대로 보이는가?
  - 비어 있거나, 뒤틀리거나 휘어진 부분이 있는가?
  - 선이 물결 모양으로 굽이쳐 보이는가?

검사가 끝나면 다른 쪽 눈을 가리고 똑같은 방식으로 시험해본다. 조금이라도 선이 휘어 보이거나 이상한 점이 의심되면 황반변성일 가능성이 있으므로 즉시 안과 병원을 찾아 전문의와 상담해야 한다.

암슬러 격자를 활용한 자가진단에서 이상이 없다고 해서 안심해서는 안 된다. 이 검사의 목적은 이상 유무를 조기에 발견하는 데 도움을 주는 것이지 이상이 없다는 것을 확인해주는 것은 아니기 때문이다.

황반변성의 원인과 예방법

황반변성의 원인은 가족력(부모나 형제가 같은 질환을 앓고 있는 경우), 흡연, 고혈압과 고지혈증, 비만, 자외선 등을 들 수 있다. 따라서 황반변성 예방법은 '원인'을 없애면 된다.

- 담배를 피우지 않는다.
- 채소, 과일, 생선을 하루 한 번 이상 섭취하는 건강한 식생활을 유지한다.
- 식용유 사용을 자제하고 중성지방 섭취를 제한한다.
- 혈압과 콜레스테롤 수치를 잘 조절한다.
- 몸무게를 적정하게 유지한다.
- 운동을 한다.
- 중등도 이상의 건성 연령관련 황반변성으로 진단받았다면, 비타민과 미네랄을 복용하고 주치의와 정기적으로 상담한다.
- 가족력이 있거나 흡연자라면 조기진단을 위한 정기검진을 시행한다.

기타 황반 질환

황반에 나타나는 질환은 황반변성 이외에도 유전성 황반위축, 황반부종, 황반원공, 황반주름 등이 있다.

1) 유전성 황반위축

황반위축이란 유전적으로 발생한 황반변성의 일종이다. 황반위축의 증상은 미약한 시력 저하로부터 색약, 야간시력 저하 등의 다양한 양상으로 나타날 수 있다. 가장 흔한 종류의 황반위축은 베스트병과 스타가르트 황반위축이다.

2) 황반부종

황반부종은 망막의 혈관에서 누출된 액체가 고여서 황반이 붓는 증상을 말한다. 황반부종에 걸릴 경우 읽기와 섬세한 작업에 필요한 중심시력이 영향을 받는다. 황반은 작은 혈관으로 둘러싸여 있기 때문에 혈관을 침범하는 질환에 매우 민감하여 부종이 쉽게 발생한다.

3) 황반원공

황반원공은 망막의 중심 부위가 소실되면서 중심시력에 까만 점이 보이게 되는 질환이다. 주변부의 시력은 대개 정상이며 환자들은 도넛 모양의 시력변형을 느끼게 된다. 정확한 원인은 아직 밝혀지지 않았지만 노화현상의 일부로 생각된다. 대부분 한쪽 눈에만 발생하지만, 10~15% 정도로 반대쪽 눈에도 발생할 확률이 높아진다. 황반원공은 대개 진행이 되지 않기 때문에 치료를 하지 않는 경우도 있다.

4) 황반주름

황반주름이란 나이가 들어가면서 유리체가 망막과 접촉해서 발생한다. 중심시력의 왜곡이나 저하를 유발하지만 주변부 시력은 영향을 받지 않는다. 비문증과 같은 다른 증상을 호소하기도 하지만 주된 증상은 중심시력의 왜곡이다.

병원장 조언

눈병이 났다고
고기 먹지 말란 법 없다

흔히 눈병에 걸린 사람과는 눈만 마주쳐도 감염될 수 있다고 합니다. 이는 사실과 전혀 다른 말입니다. 눈병은 손이나 물건 등에 묻은 바이러스를 통해 전염되기 때문에 환자의 몸이나 손, 환자가 쓰던 수건이나 물건 등을 만질 경우에만 전염이 됩니다.

또 눈병이 나면 고기를 먹으면 안 된다는 말이 있는데, 오히려 고기류는 단백질과 영양분이 풍부해 눈 건강에 좋습니다. 따라서 눈병이 났다고 해서 특별히 가려 먹어야 할 음식은 없습니다.

망막박리

　앞에서도 몇 차례 소개한 것처럼 녹내장과 더불어 당뇨망막병증과 황반변성은 '후천성 3대 실명 원인'으로 꼽히는 '망막'의 주요 질환 중 하나다. 그런데 '3대 질환' 못지않게 시력에 치명적인 위험을 일으키는 또 하나의 망막 질환이 있다. 바로 '망막박리'다. 이 때문에 많은 안과 전문의들은 망막박리를 '4대 주요 안질환'의 하나로 꼽는다.

　망막은 여러 개의 층으로 이루어져 있는데, 어떤 원인으로 이 층이 서로 떨어지게 되는 것을 망막박리라고 한다.

　망막박리는 흔히 주변부에서 시작되어 중심부로 진행되면서 시야가 점차 좁아지게 되는데, 마치 눈앞에 검은 장막이 쳐진 것처럼 일부는 보이고 일부는 보이지 않는 현상이 나타난다. 망막박리가 황반부까지 진행되면 시력이 심하게 감소되고, 변형시(사물이 찌그러져 보이는 증상)와 색각 장애(색맹)도 나타날 수 있다. 비문증이나 광시증이 동반되는 경우도 있고, 망막박리보다 먼저 생길 수도 있다.

망막박리가 발생하는 원인은 여러 가지다. 그 원인에 따라 부르는 이름도 달라진다.

열공성 망막박리는 외상이나 안내수술, 고도 근시, 망막 주변부의 변성 등 여러 가지 이유로 망막에 구멍(열공)이 생기게 되고, 그 구멍으로 눈 안을 채우던 내용물이 들어가 망막의 층을 떨어뜨리는 것을 말한다.

견인성 망막박리는 당뇨망막병증이나 포도막염 환자의 망막에 단단한 섬유조직이 생기고 그 조직이 망막을 당김으로써 발생한다.

삼출성 망막박리는 망막의 순환기능이 저하되어 구멍이 없는데도 망막 사이에 액체가 쌓여 층이 떨어지는 것이다.

망막박리의 주요 증상

눈앞에 번쩍거리는 것이 보인다(광시증).
먼지 같은 것이 보인다(비문증).
사방 어디를 보나 커튼이 드리워진 것처럼 보인다.
시야에 보이지 않는 부분이 새로 생겼다.
깜박거림이나 인공누액을 넣어도 침침함이 해결되지 않는다.

망막박리는 발생 원인에 따라 치료법도 달라진다.

우선 열공 망막박리는 반드시 수술로 치료한다. 망막을 붙이기 위해 공막돌륭술(공막두르기 수술)이나 유리체절제술, 가스 주입술, 실리콘기름 주입술, 눈속 레이저(안내레이저) 등의 다양한 수술법이 있다. 견인 망막박리는 유리체절제술로 견인 조직을 제거하고, 삼출 망막박리는 원인 질환을 치료하면 대부분 호전된다.

 한번 떨어졌던 망막이 아무리 다시 잘 붙는다 하더라도 수술 전과 완전히 똑같은 시력을 회복하는 것은 불가능하며, 당뇨병이나 포도막염 등의 병이 같이 있는 경우 시력은 더욱 좋지 않다. 수술 후 눈 속에 출혈이 생기거나 망막박리가 재발하는 경우가 있는데 이럴 경우는 재수술을 받아야 할 수도 있다.

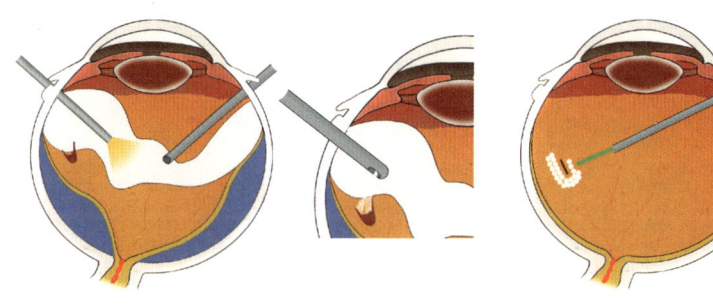

망막박리 수술 장면

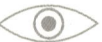

눈도 '중풍'에 걸린다

지난 2014년, 한국망막학회에서는 창립 30주년을 맞아 약 100건의 대한안과학회지 논문 및 최근 5년간의 건강보험심사평가원 자료를 분석해서 그 결과를 발표했다. 그런데 그중에 한 대목이 특히 흥미로웠다. 그것은 특히 주의해야 할 망막질환이 연령대별로 다르다는 내용이었다. 10~20대는 망막박리, 30~40대 당뇨환자는 당뇨망막병증, 50대는 망막정맥폐쇄, 60대 이상은 황반변성을 중점적으로 관리해야 한다는 것이다.

50대 이후에 노인성 황반변성 못지않게 주의해야 하는 망막혈관폐쇄증은 소위 '눈 중풍'이라고도 불리는 망막질환이다. 망막의 혈관이 뇌졸중에 걸렸을 때처럼 막히거나 파열돼 혈액순환이 제대로 이뤄지지 않는 것을 말한다.

망막혈관폐쇄증은 망막 동맥이 막히는 것과 정맥이 막히는 두 가지 형태가 있으며 그 정도에 따라 망막 중심정맥폐쇄 및 망막 분지정맥폐쇄 등으로 나뉜다. 통증 없이 갑작스럽게 시력장애가 오는 것이 큰 특징이다. 경우에 따라 유리체 출혈이 동반되어 눈앞에 어른거리는 물체가 보이기도 한다. 망막 혈관폐쇄는 주로 동맥경화나 고혈압, 당뇨병으로 인해 혈관 벽에 이상이 생기는 경우에 발생하며 심장질환이 있는 환자에게서도 흔히 나타난다.

실명의 위험은 망막의 중심을 지나는 동맥과 정맥이 막히는 경우가 가장 높다. 중심이 아닌 주변부로 지나는 분지동맥이나 정맥이 막히면 부분적으로 시야가 흐려지는 정도에 그친다.

'눈 중풍'은 크게 두 가지로 나눌 수 있다. 동맥이 막히는 경우와 정맥이 막히는 경우다. 이 가운데 좀 더 심각한 경우는 동맥이 막히는 경우이다. 동맥은 눈에 영양과 산소를 공급하는 혈관이기 때문이다.

동맥이 막혀 발생하는 눈 중풍의 대표적인 증상으로는 보였다 보이지 않았다를 짧은 시간 안에 반복하는 현상이다. 이럴 때는 빠른 시간 내에 응급실을 찾아야 한다. 24시간 내에 치료를 받으면 실명 확률을 상당 부분 줄일 수 있기 때문이다.

눈 중풍, 즉 망막혈관폐쇄 치료법 역시 동맥과 정맥의 두 가지 경우로 나누어 시행한다.

▶망막동맥 폐쇄: 앞서 말한 대로 응급처치가 늦어지면 치료 결과가 매우 좋지 않기 때문에 즉시 응급실을 방문하여 안압을 낮추는 치

료를 받아야 한다. 동맥 폐쇄가 2시간 이상 지속되면 시력 회복을 기대하기 어렵다.

▶망막정맥 폐쇄: 망막의 전반적인 허혈(해당 조직에 혈액이 원활히 공급되지 않는 상태)에 의한 신생혈관이 생기지 않도록 레이저를 이용한 범안저 광 응고술을 시행한다. 황반 부종이 있을 경우 황반부에 격자모양 광 응고술을 시행한다.

평소 혈압이 높은 사람은 눈 건강에 각별히 신경을 쓸 필요가 있다. 1년에 2회 정도 안압검사 등의 안과 검진을 정기적으로 받고, 평소에도 눈의 이상증세를 예민하게 관찰해야 한다. 이와 더불어 주변이 건조해지지 않도록 유의하고 스마트폰이나 TV, 컴퓨터 등을 지나치게 자주 보지 않도록 해야 한다.

앞에서 소개한 주요 질환 이외의 망막 관련 질환은 대략 아래와 같다.

중심성망막증

망막색소상피층에 부분적인 결손이 생겨 혈관으로부터 새어나온 물이 망막에 고임으로써 시력장애를 일으키는 병이다. 갑작스런 시력장애와 함께 물체가 휘어져 보이거나 작아 보이는 등의 현상이 나타난다. 물체의 주시점에 가까운 부위는 흐려 보이지만 주위의 시력은 비교적 좋다.

포도막염

안구는 외막과 중막, 내막의 세 개 층으로 구분되는데, 포도막은 그 중 중막에 해당된다. 앞에서부터 빛의 양을 조절하는 홍채, 수정체를 받쳐주는 섬모양체, 그리고 눈 바깥의 광선을 차단하는 맥락막으로 구성되어 있다. 포도막염의 증상은 급성일 때와 만성일 때가 다르다. 급성일 경우에는 심한 통증이 있고 눈이 부시며 시력이 좀 떨어진다. 만성적인 포도막염은 심한 통증 대신 둔한 통증이 간혹 있으며 시력 저하가 심하게 나타난다.

비문증

눈앞에서 작은 먼지나 파리, 모기 같은 물체가 떠다니는 것 같은 현상을 비문증이라 한다. 눈 속의 유리체라는 곳에 부유물질이 생기는 병인데, 부유물질은 파리나 모기 같은 곤충 모양, 점 모양, 동그란 모양, 아지랑이 모양, 실오라기 같은 줄 모양 등 다양한 형태로 보이며 수시로 여러 형태로 변할 수 있다. 때로는 눈을 감아도 보이고, 눈을 돌려도 그 방향을 따라다니며 나타난다.

망막색소변성

망막에 위치하는 광수용체와 망막색소상피의 지속적인 변성에 따라 주변 시야가 손상되고 결국은 중심시력에까지 장애가 생기는 질환이다. 대부분 유전에 의해 발병하는데 유전 양식은 다양하다. 일반적으로 초기 야맹증을 호소한다. 조금만 어두워도 일상생활을 못할 정도인데 점차 진행이 되면서 주변부 시야부터 조금씩 줄어든다.

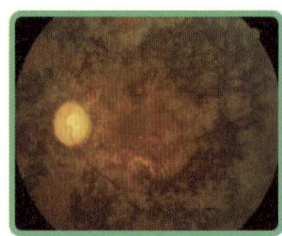 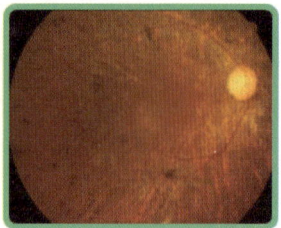

망막색소변성

격자변성

망막의 주변부에 나타나는 변성으로 대체로 열공이 동반된다는 점에서 중요한 질병이다. 망막의 열공은 망막박리를 일으키는 직접적인 원인이기도 하다. 경계가 선명하며 둥글거나 난원형의 길쭉한 모양을 보인다. 가운데의 망막이 얇아져 있고 그 위의 유리체는 액화되어 있으며 주변부는 유리체와 망막이 붙어있다.

망막이나 맥락막의 색소침착이 흔히 동반되고 가운데는 혈관벽이

섬유화되어 흰 줄처럼 나타나 마치 격자처럼 보인다. 격자변성이란 이름은 여기서 유래했다.

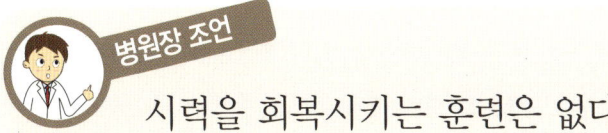

시력을 회복시키는 훈련은 없다

눈 나쁜 사람들을 심봉사처럼 눈을 번쩍 뜨게 만드는 광고 문구들이 많습니다. 그중에 하나가 '눈 운동과 훈련을 통해 시력을 회복시켜준다'는 광고입니다. 아프지도 않고, 돈도 적게 들고, 병원에 갈 필요도 없이 눈이 좋아진다니 얼마나 좋습니까?

하지만 안타깝게도 시력은 아무리 운동을 해도, 훈련을 해도 회복되지 않습니다. 훈련을 통해 눈을 찡그리거나 지그시 바라보면 시력은 0.2~0.3 정도 올라가는 것이 사실입니다. 하지만 이것은 진짜 시력이 아닙니다. 바른 시력 측정은 3초 이내에 자연스럽게 보이는 대로 하는 것이기 때문입니다. 오히려 잘못된 습관 때문에 사물을 제대로 보지 못할 수도 있습니다.

눈을 깜박이는 횟수는 심리 상태에 따라 다르다

눈을 깜박이는 것은 눈이 마르지 않도록 하는 중요한 행동입니다. 만일 눈을 깜박이지 않으면 눈이 마르고 충혈되며 병에 감염될 수 있습니다.

그런데 재미있는 것은, '수분 공급' 이외에 심리적으로 중요한 때에도 눈을 깜박인다는 것이 과학적으로 밝혀진 것입니다. 일반적으로 무언가 지루하거나 심적으로 불안할 때, 몸이 피곤할 때 그리고 새로운 정보를 알게 되었을 때, 어떤 결정을 내렸을 때에도 눈을 깜박이게 됩니다.

성인의 경우 평균 1분당 10~15회 정도 눈을 깜박이는데, 그 속도는 주변 환경과 큰 관련이 있습니다. 예를 들어 운전자의 경우 인적이 드문 시골길에서는 분당 10~11회 정도 눈을 깜박이지만, 도시 통행에서는 분당 6~7회만 깜박이게 됩니다. 그리고 책을 볼 때에도 재미있는 장면에서는 1분당 4~5회 정도지만 지루한 장면에서는 훨씬 많은 횟수를 깜박이게 됩니다.

 '눈'을 망치는 당뇨병 다스리기

당뇨 합병증에 의한 이상 징후가 가장 먼저 나타나는 부위 중 하나가 눈이다. 당뇨병 환자가 꼭 알고 있어야 할 '당뇨병과 눈' 이야기.
앞서 소개한 정 할아버지는 '친구 따라' 병원에 왔다가 운 좋게 실명의 위기를 넘긴 경우다. 하지만 실제로 당뇨망막병증 때문에 실명을 하는 경우는 노인보다는 젊은 사람인 경우가 의외로 많다. '에이, 아직 팔팔한데 설마' 하는 방심 때문이다.

규칙적인 안과 검진
당뇨 환자는 눈에 대한 정기검사가 '필수'다. 첫 검사에서 당뇨망막병증이 나타나지 않았다 하더라도 6개월~1년 간격으로 검사를 받아야 한다. 특히 망막병증이 있을 경우에는 2~4개월에 한 번씩 검사를 받아야 한다.

혈당조절
15년 이상 당뇨병을 앓았다면, 당뇨병성망막증으로 발전할 위험이 60~70퍼센트 정도로 높아진다. 또한 당뇨 환자는 실명 가능성이 정상인에 비해 20배 이상 더 높고, 실제로 당뇨 환자의 2퍼센트는 실명하는 것으로 알려져 있다. 따라서 당뇨 환자는 '당뇨망막증'을 막기 위해서라도 평생 당 조절 관리가 필요하다.

자외선 차단의 생활화
강한 자외선에 노출된 사람은 그렇지 않은 사람보다 백내장에 걸릴 확률이 3배 정도 높아진다. 특히 당뇨 환자는 수정체 내에 당 성분이 늘어나 백내장의 진행 속도가 빨라지기 때문에 일반인에 비해 백내장 발병 연령이 빠르고, 발병 확률도 높다. 따라서 야외 활동할 때는 챙이 넓은 모자를 쓰거나 UV코팅된 선글라스로 눈을 보호해야 한다.

녹내장 예방을 위한 금주 및 금연
당뇨병은 녹내장과도 관련이 있다. 녹내장은 눈의 안압이 높아지면서 시신경이 손상돼 시야장애가 오고 나중에는 실명까지 되는 질병이다. 흡연을 하면 산소 공급이 나빠져 안압을 일시적으로 상승시킬 수 있다. 또한 카페인이나 알코올 역시 혈압이나 안압을 높여 녹내장을 불러올 수 있으므로 피해야 한다.

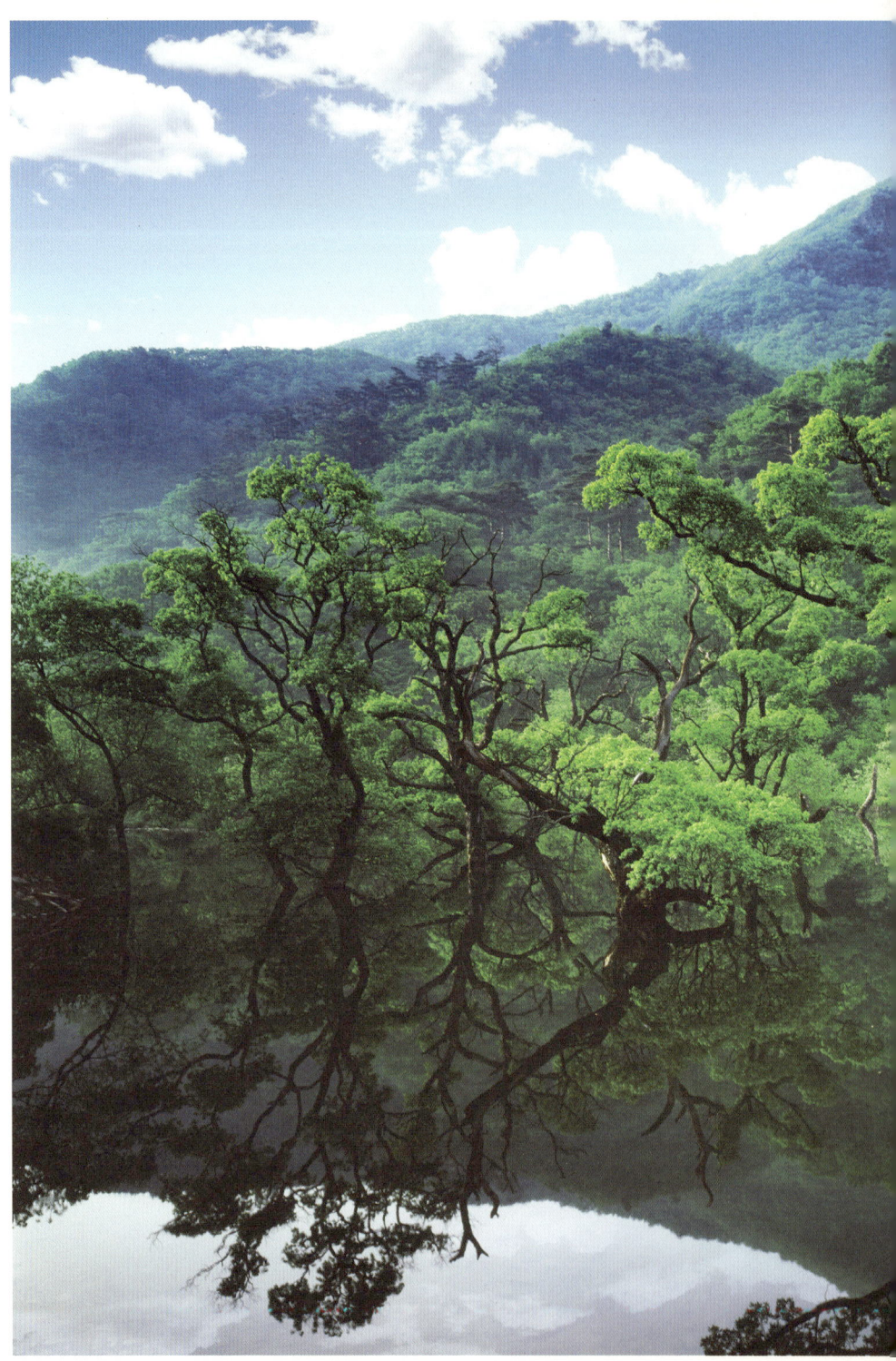

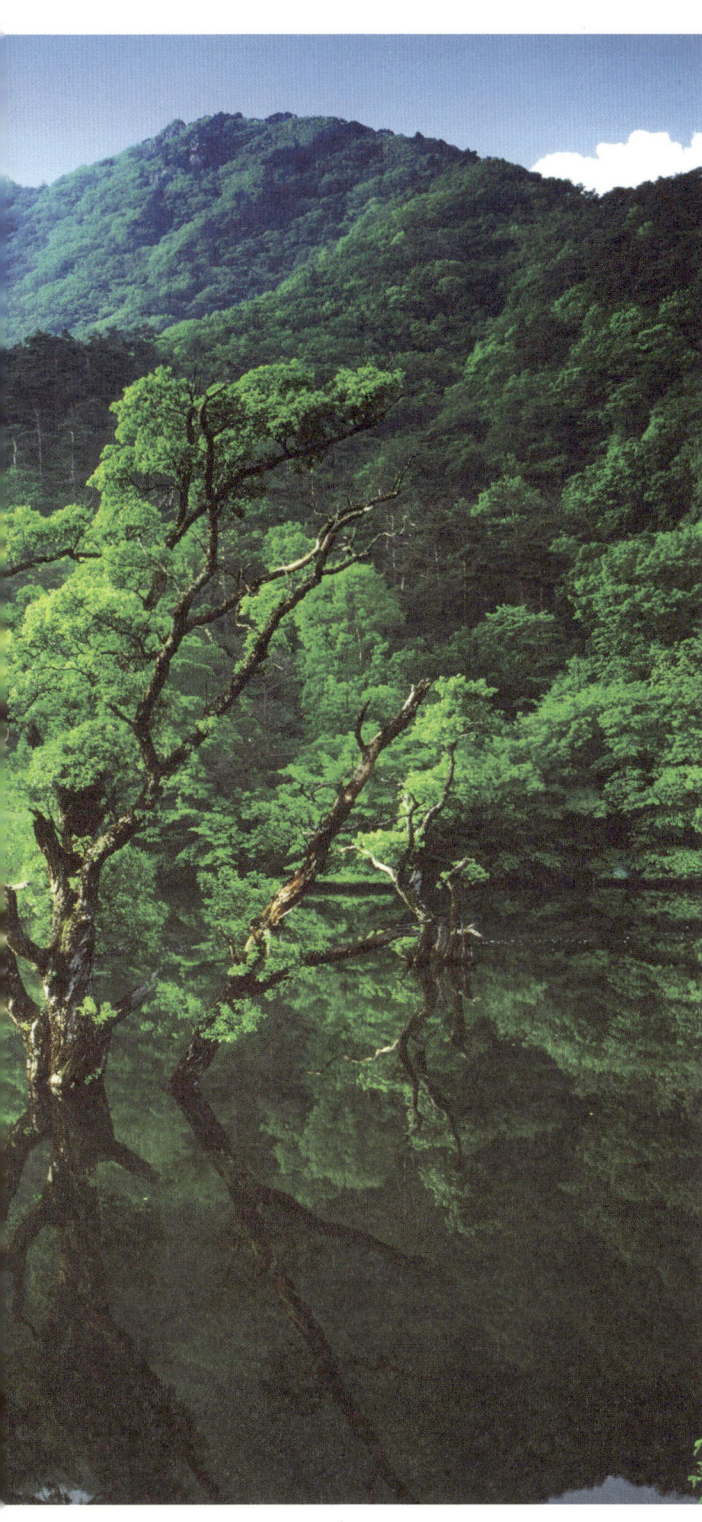

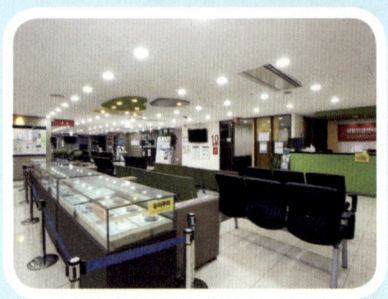

몇 년 전, '외모와 성공의 관계'에 대한 기사가 여기저기 언론에서 소개되었다. 영국과 호주의 대학에서 연구를 해본 결과 외모가 예쁘고 잘생길수록 좋은 직장을 얻고 사회적으로 성공할 확률이 높다는 것이었다. 물론 한국도 크게 다르지 않다. 취업이나 승진, 이직 등 사회생활에 있어 잘생기고 예쁜 외모가 긍정적인 영향을 미친다. 바야흐로 '외모가 경쟁력'인 시대다.

외모를 결정짓는 요소는 몸매와 화술 등등 수없이 많지만 그중에서도 특히 '얼굴'은 거의 절대적이라 할 수 있을 만큼 비중이 크다. 그리고 얼굴 중에서는 '눈'의 비중이 가장 크다. 그 눈의 건강한 아름다움을 지키는 곳이 바로 '성형안과센터'다.

우리 눈의 구조는 크게 보면 두 가지로 나눌 수 있다. 눈동자와 안구, 수정체, 시신경 등을 포함하는 일반적인 의미에서의 눈, 그리고 이들 '눈'을 감싸고 있는 안와(눈확)가 바로 그것이다. 성형안과센터는 '안구'를 둘러싸고 있는 안와와 관련된 모든 것을 다루는 전문센터다. '외모'뿐 아니라 안와 골절, 의안, 눈물길 수술 등 '안와'와 관련된 모든 것을 다룬다.

조금 더 세분을 하자면 쌍꺼풀수술은 물론 상하 안검 수술, 안와골절, 안검경련, 갑상선안질환, 보톡스, 의안 등이 모두 '성형안과센터'에서 이뤄지는 시술 및 클리닉이다. 말하자면 '눈'을 둘러싼 부분의 '미용'과 '기능적인 면'을 모두 다루는 셈이다.

제3부

아름다운 눈, 아름다운 세상을 만들어 드립니다

성형안과센터 – 이상언 진료부장
김성철 진료과장

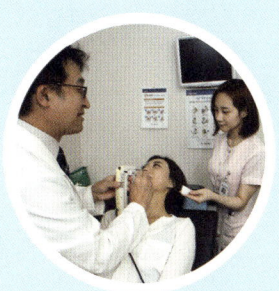
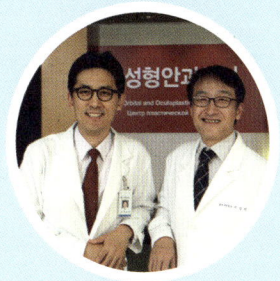

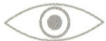

쌍꺼풀 수술을 안과에서 받아야 하는 이유는?

얼마 전까지만 해도 '미스코리아'나 탤런트 가운데 누가 '성형수술'을 받았다고 하면 바로 여기저기 언론에서 취재가 들어가고, 혹시나 사실로 밝혀지면 그녀 혹은 그는 한동안 대중들 앞에 얼굴을 내밀기가 어려웠다. 그런데 세태가 바뀌어서인지 요즘은 '성형 연예인'에 대한 손가락질은 찾아보기 어려워졌다. 오히려 그 혹은 그녀가 어떤 병원에서 수술을 했는지에 대해 더 큰 관심을 나타낸다.

사정이 이러니 코나 눈 수술 정도는 아주 가볍게 생각한다. 덕분에 여름방학이나 겨울방학이 되면 성형외과는 문전성시를 이룬다. 심지어 '졸업선물' 혹은 '입학선물'로 쌍꺼풀 수술을 해주는 부모들도 적지 않다.

하지만 아무리 간단한 수술이라 해도 수술은 수술이다. 수없이 많은 변수들을 고려해야 하고 수술 후의 부작용에 대해서도 최선을 다해 예방해야 한다. 그런데 '성형 전성시대' 이면에 있는 각종 후유증

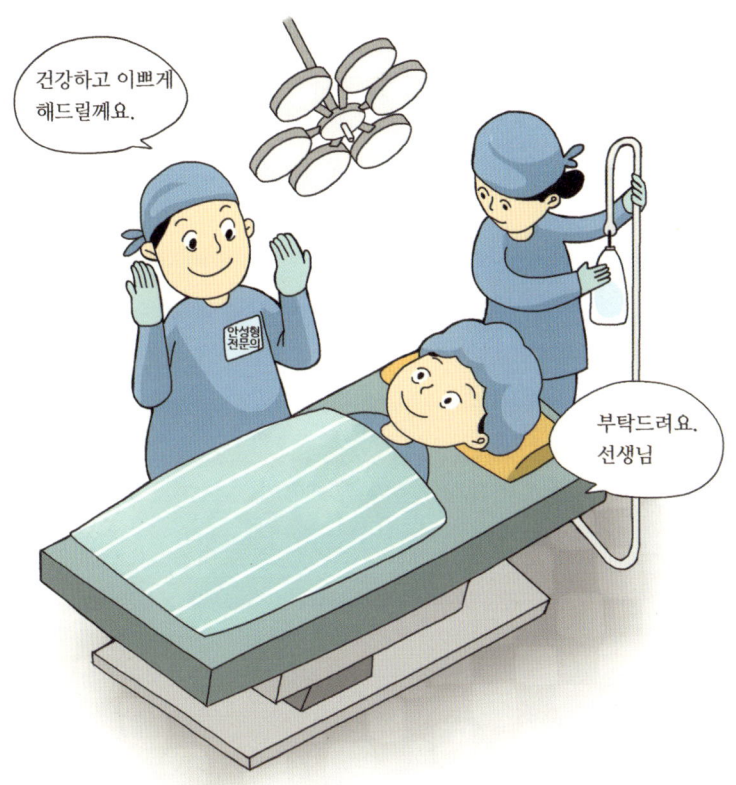

이나 부작용에 대해서는 애써 눈을 감는 것 같다. 설사 '내 친구'가 부작용 때문에 큰 고생을 하고 있어도 '나'는 스스럼없이 수술대에 오른다. 그녀 혹은 그가 재수가 없었을 뿐이라고 애써 자신을 위로하며……

과연 그래도 좋은 걸까? 진료실을 찾아오는 환자들을 보면 그건 아닌 것 같다.

지난겨울, 한 여대생이 엄마와 함께 우리 센터를 찾아왔다. 대단한

미인은 아니었지만 이목구비가 뚜렷한 것이 어디 내놓아도 눈에 뜨일 만한 미모의 여성이었다. 그런데, 눈을 제대로 감지 못했다. 언뜻 보기엔 예쁜 눈이지만, 늘 눈을 뜬 상태로 있다 보니 눈이 뻑뻑하고 시려서 견딜 수가 없다고 하소연을 했다. 쌍꺼풀 수술 부작용이었다.

하지만 안타깝게도 우리 병원에서 해줄 수 있는 일이 별로 없었다. 눈을 덮고 있어야 할 위쪽 눈꺼풀이 거의 남아 있지 않아서 어떻게 해줄 수가 없었던 것이다.

눈꺼풀은 일반적으로 안구의 앞부분을 덮는 아래, 위의 주름진 피부를 말한다. 그런데 겉으로 보이는 것처럼 단순한 '살'이 아니라 피부층과 근육층, 눈꺼풀판, 결막 등의 구조를 갖춘 인체의 한 조직이며, 외부로부터 눈을 보호하고 눈으로 들어가는 빛의 양을 조절할 뿐 아니라 눈의 표면에 적당한 눈물을 분포시키는 '기능'도 한다.

그런데 이처럼 예민한 인체 조직을 그저 '예쁘게' 만들겠다는 일념으로 싹둑 잘라내는 바람에 눈꺼풀 고유의 기능을 제대로 해내지 못하게 되었을 뿐 아니라 재수술도 불가능하게 된 것이다. 병원에서 해줄 수 있는 일은 눈이 더 시리지 않도록 적절한 인공눈물과 약물을 처방해주고, 정기적으로 병원에 와달라고 부탁을 하는 것뿐이었다.

이외에도 쌍꺼풀 수술의 합병증 및 부작용은 감염, 혈종 및 출혈, 과도하거나 불충분한 지방 제거 및 피부 제거, 노출성 각막염, 반흔 등이 있다. 또 비대칭 쌍꺼풀, 안검외반이나 내반, 안검하수, 쌍꺼풀의 소실 등이 발생할 수도 있다. 하지만 눈의 내부·외부 구조에 익숙한 성형안과 전문의라면 이런 부작용이 거의 발생하지 않는다. 외형적인 아름다움뿐만 아니라 그 내부에 숨어 있는 눈의 구조와 기능에 대해서도 잘 알고 있기 때문이다.

성형에 관심이 있다면 대부분 알고 있겠지만, 성형외과도 크게 보면 두 가지로 나눌 수 있다. 본래 성형을 전공한 성형 전문의와 다른 종류의 의사 자격증을 가지고 있으면서 성형 수술을 하는 경우다. 구분하는 방법은 간단하다. 'OO 성형외과'라고 당당하게 쓰여있는 곳은 성형 전문의가 있는 병원이고, 'OO병(의)원 진료과목 성형외과'라고 쓰여 있으면 성형 전문의가 아닌 경우다.

그런데 안과 의사의 입장에서는 성형 전문의와 비전문의의 차이가 그리 크게 느껴지지가 않는다. 성형 전문의라고 해도 '미용 성형'을 따로 수련하는 것은 아니기 때문이다. 성형외과 전공과 관련한 수련은 대부분 화상 환자 등의 '질병'을 주로 다룬다. 따라서 성형외과 전공이건 아니건 성형을 하고자 하는 분들은 대부분 전문의를 딴 뒤에 별도의 수련을 하게 된다.

'눈 성형'을 특히 안과 의사에게 맡겨야 하는 이유가 또 하나 늘어난 셈이다. 적어도 수련 과정에서부터 눈에 관해 특별한 교육을 받기 때문이다.

사실 성형외과 선생님이라면 쌍꺼풀 수술 정도는 눈 감고도 할 수 있을 정도로 숙련되어 있겠지만, 선천적으로 '눈꺼풀 올림근'이 약한 경우 어떻게 처리해야 할지 난감할 수밖에 없다. 심할 경우 근육, 힘줄까지 모두 건드려야 하는데, 본질적인 눈의 구조를 모르니 아예 손을 댈 수가 없는 것이다.

성형외과 선생님이 '눈 전문가'가 아니기 때문에 손댈 수 없는 영역이 있는 것과 마찬가지로 안과 선생님이지만 '성형 전문가'가 아니기 때문에 손을 댈 수 없는 부분도 있다. 즉 눈은 '안과 전문의'이면서 동시에 '성형 전문의'인 의사에게 맡기는 게 안전하다는 얘기다.

현재 전국적으로 '성형안과'를 전문으로 하는 선생님은 넉넉잡아도 70~80명 선이다. 따라서 눈 성형을 위해 안과 병원을 찾는다면, 되도록 '성형안과 전문의'가 있는지 없는지까지 따져보는 것이 좋다.

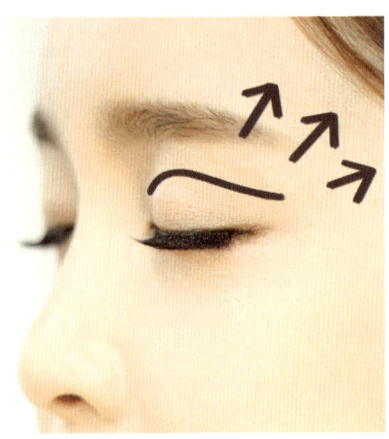

쌍꺼풀 수술 절개라인

쌍꺼풀 수술, 다시 해주세요!

모처럼 마음먹고 쌍꺼풀 수술을 했는데, 수술이 잘못되어 부작용이 생겼거나 결과가 만족스럽지 못해 재수술을 해달라고 우리 병원을 찾아오는 여성들이 많다. 하지만 앞서 소개한 여성처럼, 본인이 원한다고 해서 모두 재수술이 가능한 것도 아니고, 때로는 재수술을 할 필요가 없는 경우도 있다. 어떤 경우에 재수술을 해야 하는지, 언제 해야 하는지 함께 살펴보자.

큰 무리가 없는 수술이었다면, 일단 3~6개월은 기다려보는 것이 좋다. 경우에 따라서는 1~2개월 내에 재수술을 해야 하는 경우도 있지만 1년 정도 기다려봐야 하는 경우도 있다.

중요한 것은 주변 사람들의 관심에 과도하게 신경을 쓸 필요가 없다는 것이다. 판단은 수술을 집도한 의사 선생님과 본인이 내려야 한다. 가능하면 처음 상담을 할 때, 각 수술 방법의 장점만이 아니라 단점에 대한 설명도 자세히 해주는 병원을 선택해야 좀 더 만족스러운 결과를 얻을 수 있다.

흉터가 심하게 남는 경우

절개법 수술 후에 흔히 나타날 수 있는 부작용이다. 최근에는 절개법 수술도 최대한 흉터가 덜 남도록 하므로 수술로 인한 흉터는 별로 문제가 되지 않는다. 간혹 체질적인 이유나 염증, 부적절한 치료 때문에 흉터가 남는 경우가 있는데, 이럴 경우에는 일단 흉터를 완전히 제거하고 정교하게 봉합해주는 재수술을 하며, 흉터를 적게 남기는 약을 바르기도 한다.

짝짝이 눈인 경우

쌍꺼풀은 모양이 예쁜 것도 중요하지만 좌우의 양쪽 눈이 똑같도록 균형을 잡는 것도 매우 중요하다. 처음 수술할 때 절개선의 높이가 양쪽이 다르게 디자인되었거나 쌍꺼풀을 걸어주는 힘이 다르면 짝짝이가 된다. 재수술을 할 때는 새로운 대칭 라인이 생기도록 쌍꺼풀을 다시 디자인하고, 필요할 경우 피부를 절개하여 대칭을 맞춘다.

눈이 덜 떠지는 경우

앞에서 소개한 여성과는 반대로 쌍꺼풀 수술 후 눈이 덜 떠지는 경우가 있다. 선천적으로 눈꺼풀 올림근의 힘이 약한 경우(안검하수)도 있고, 수술을 하다가 안검거근을 손상시켜서 눈이 안 떠지는 경우도 있을 수 있다. 눈이 덜 떠지면 쌍꺼풀이 반대로 커지는 효과가 있어서 좌우가 심하게 짝짝이로 보일 수 있다. 눈꺼풀 올림근을 강화시켜주는 수술을 하거나, 이마 근육에 연결시켜주는 수술을 함으로써 눈을 대칭적으로 뜰 수 있도록 해주면 된다.

쌍꺼풀이 풀리는 경우

단순히 쌍꺼풀을 '찝어주는' 예전의 매몰법 시술에서 흔히 볼 수 있는 현상이다. 때로는 절개법을 받은 경우에도 풀리는 경우가 있다. 이때는 주로 부분 절개법으로 라인을 고정시켜주기만 해도 더 이상의 흉터 없이 자연스럽게 쌍꺼풀을 만들어줄 수 있다.

쌍꺼풀이 너무 낮아서 속쌍꺼풀이 된 경우

수술을 할 때 쌍꺼풀을 낮게 만들었거나, 시간이 지나면서 눈꺼풀 피부가 늘어져서 쌍꺼풀을 가리기 때문에 생기는 문제이다. 이럴 때는 늘어져서 가리고 있는 피부를 일부 절제하거나 원하는 쌍꺼풀 위치의 피부를 다시 절개하여 라인의 높이를 높여준다. 이때 기존의 쌍꺼풀 피부라인 밑의 흉터 조직을 가급적 깨끗이 제거한 후, 새로운 피부 절개라인과 눈꺼풀 올림근과의 연결이 필수적이다.

쌍꺼풀이 너무 높은 경우

원래의 절개선을 포함해서 절개한 다음 높게 고정된 부위를 풀어주고 높이를 낮춰 다시 고정한다. 이때 새로운 위치에 쌍꺼풀을 만들어주기 위해서는 눈꺼풀 올림근이나 검판과 피부사이의 고정이 무척 중요하다. 그러나 예전과 똑같이 높은 위치에 쌍꺼풀이 다시 생길 가능성이 있는 경우에는 지방이식이나 주위의 조직을 이용하는 부가적 시술이 필요하다.

쌍꺼풀 라인이 흐려진 경우

처음에 매몰법을 시술받았다면 다시 매몰법을 시술하거나 부분 절개법을 시술할 수도 있다. 물론 절개법도 가능하다. 간혹 절개법으로 수술을 했는데도 라인이 흐려지는 경우가 있는데, 이는 피부와 눈꺼풀 올림근 간의 유착이 악화되어 발생한다. 이럴 때도 매몰이나 절개법으로 단단히 다시 고정을 하고 필요하다면 단단한 유착을 위하여 일부 지방을 제거한 후, 다시 라인을 잡아주면 된다.

눈이 소시지처럼 부어 있는 경우

원래의 수술 자국을 따라 절개를 한 뒤 눈이 부어 보이게 하는 흉터조직과 덜 잘라낸 근육조직, 지방 등을 절제하면서 너무 깊게 된 쌍꺼풀을 약하게 해주고 다시 라인을 잡아준다.

쌍꺼풀 선이 위쪽에 또 생기는 경우

　쌍꺼풀 라인이 위쪽에 또 하나 생기는 이유는 쌍꺼풀 라인보다 높은 부위에 있는 조직을 너무 많이 절제함으로써 유착이 생겼기 때문이다. 재수술로 이를 교정했음에도 불구하고 충분한 조직 보충이 이루어지지 않았을 때도 다시 그 선 위에 예전의 쌍꺼풀 선이 나타나는 경우가 있다. 이럴 때는 지방 이식이나 주위의 조직을 이용하는 부가적 시술이 필요하며, 때로는 비수술적 방법인 필러 주입술로 만족할 만한 결과를 얻을 수 있다.

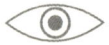

안과병원에서 받을 수 있는 쌍꺼풀 수술 몇 가지

성형외과를 갈 것인지 성형안과 전문병원을 갈 것인지, 선택은 언제나 본인의 몫이다. 하지만 '만약의 경우'를 생각한다면 적어도 '눈'에 관해 속속들이 알고 있는 성형안과 전문병원을 선택하는 것이 옳지 않을까? 어쩌면 그것은 선택이 아니라 필수일지도 모른다.

안과병원의 성형안과센터에서 받을 수 있는 쌍꺼풀 수술(물론 이 수술들은, 일반 성형외과에서도 얼마든지 받을 수 있다)은 어떤 것이 있을까?

매몰법
수술시간 짧고 부기가 적어 직장 여성들에게 인기

매몰법은 미리 디자인해놓은 쌍꺼풀 예정선에 아주 작은 틈새를 3~4군데 내고 그 부분에 머리카락보다 가는 봉합사를 통과시켜 상안검 거근에 고정하는 방법이다. 피부 봉합이 필요하지 않기 때문에 수술시간이 10분~30분 정도로 짧고, 수술 후 부기가 적어서 3~4일 정도면 직장생활도 가능하다. 1주일 정도면 부기의 70% 정도가 빠지면서 자연스러워지기 시작하고, 3개월 정도면 수술 여부를 가늠하지 못할 정도로 자연스러워진다.

예전에 많이 시행했던 '단순 매몰법'은 매듭이 잘 풀어지는 경향이 있었지만 최근 시행되는 단매듭 연속 매몰법은 잘 풀어지지 않는다. 아주 드물긴 하지만 매듭이 풀릴 경우에 간단하게 다시 찝어주면 된다는 것도 장점이다. 게다가 수술한 선이 마음에 들지 않을 때도 언제든지 새로 할 수 있다.

젊은 미혼 여성의 경우 가능하면 흉터를 작게 하면서 자연스럽게 해야 하므로 젊고 눈꺼풀이 얇은 여성에게 적당한 수술이다. 하지만 쌍꺼풀 모양을 만들기 위해 풀이나 테이프를 장기간 사용해서 눈꺼풀이 많이 늘어난 경우나, 노화현상으로 인해 눈꺼풀이 늘어져 있는 경우 또는 눈꺼풀 지방이 많은 경우에는 매몰법을 적용하기 힘들다.

절개법
눈꺼풀이 늘어져 매몰법을 적용할 수 없는 경우에 시술

   피부가 두껍고 눈꺼풀이 처져 있거나 지방이 많아서 두툼해 보이는 경우에는 매몰법보다 절개법이 적합하다. 절개법은 과다한 지방이나 근육, 피부 등을 기본적으로 처리하는데, 경우에 따라서는 눈 뜨는 근육을 조정하여 눈을 좀 더 또렷하고 크게 보이게 하는 눈매 교정술을 함께 할 수 있다.
   쌍꺼풀 예정선에 길게 피부를 절개한 뒤 눈의 상태에 따라 피부와 지방, 근육, 결합 조직을 적당량 잘라낸다. 그런 다음 눈꺼풀 올림근과 피부를 붙여서 꿰매면 그 선이 바로 쌍꺼풀 선이 된다. 수술은 40분~1시간 정도 걸리고, 수술 후 7일 정도 지난 뒤 실을 뽑는다. 사람에 따라 부기가 가라앉는 시간은 조금씩 차이가 있지만 대략 1~2주 정도 지나면 70% 정도 부기가 빠진다. 두 달에서 석 달 정도 지나면 자연스러운 쌍꺼풀 선이 만들어진다.
   아침에 눈이 많이 붓는 사람은 보통 사람보다 눈꺼풀에 부기 조직을 많이 가지고 있는데, 절개법을 시행하면서 부기 조직을 함께 제거해야 수술 후 부기가 오래 가지 않는다. 부기 조직을 적절하게 제거하지 않으면, '오랜 시간이 지나도 막 수술한 듯한' 어색한 눈이 되기 십상이다. 물론 단점도 없지 않다. 매몰법에 비해 수술시간이 길 뿐만 아니라 부기가 빠지고 상처가 아무는 시간 또한 오래 걸린다. 쌍꺼풀 라인과 일치해서 눈에 잘 띄지는 않지만, 수술자국이 남을 수 있다는 것도 단점이라 할 수 있다.

하지만 피부가 늘어져 있거나, 눈꺼풀이 두툼한 사람이라면 이를 함께 교정할 수 있다는 점에서 최선의 선택이라 할 수 있다. 또한 시간이 흘러도 잘 풀리지 않는 확실한 쌍꺼풀 라인을 만들 수 있다는 것도 장점 중 하나이다.

부분절개법
매몰법과 절개법의 장점을 모아 모아

2~3mm 정도의 작은 절개창을 만들어 지방을 제거하고, 매몰법으로 쌍꺼풀 라인을 만들어내는 부분절개법은 절개법과 매몰법의 단점을 고루 보완한 수술법이라 할 수 있다.

우선 절개법의 단점인 '수술자국'을 대폭 줄이는 한편 매몰법의 단점인 '라인이 풀릴 수 있는 가능성'을 낮추면서 지방을 제거한다. 수술 후 흉터도 거의 남지 않고, 지방 때문에 바깥쪽의 피부가 처지는 것도 어느 정도 예방할 수 있다.

수술시간이 짧고, 수술 후 3~4일 정도면 부기가 어느 정도 빠져서 자연스러운 모양을 나타내기 때문에, 직장 여성들이나 시간적 여유가 많지 않은 사람들 사이에 특히 인기가 높다.

앞트임과 뒤트임 수술법

1) 앞트임 수술

　동양인들은 흔히 눈 안쪽을 피부가 덮어서 잘 보이지 않게 되는 경우가 있는데, 이것을 몽골주름이라 한다. 눈꺼풀코주름, 몽고추벽(蒙古皺襞)이라고도 한다. 몽골주름이 많이 덮여져 있으면 눈이 작아 보이고, 눈과 눈 사이의 거리가 멀어 보이면서 답답해 보이는 경우가 많다.

　앞트임 수술은 눈 안쪽에 있는 몽골주름을 제거함으로써 눈이 안쪽으로 시원하고 커 보이도록 하는 수술이다. 눈과 눈 사이의 간격이 넓거나 눈이 작은, 특히 좌우 폭이 좁은 사람에게 많이 권한다. 쌍꺼풀 수술과 함께 시술하면 실제 눈의 길이가 길고 시원스러워지면서 양미간의 폭이 좁아져 훨씬 매력적인 눈을 가질 수 있다.

　앞트임 수술은 흉터를 안쪽으로 감추는 방법으로 시술하므로 흉터 걱정은 할 필요가 거의 없다. 가끔 피부가 두껍거나 몽골주름이 심한 경우에는 다소 표시가 나지만 화장으로 충분히 커버할 수 있을 정도이기 때문에 생활에 큰 지장이 없다. 이마저도 어느 정도 시간이 지나면 잘 보이지 않을 정도로 없어진다.

2) 뒤트임 수술

눈 안쪽의 몽골주름을 제거하는 앞트임 수술과 반대로 눈 바깥쪽(귀쪽)을 절개하여 눈의 가로 폭을 확대시키는 수술이 바로 뒤트임 수술이다. 수술을 하면 눈이 조금 길어지면서 커 보이게 된다. 합병증을 예방하고 흉터가 보이지 않도록 하기 위해 조금만 째는 경우가 많다. 이 때문에 뒤트임 수술을 통해 길어지는 눈의 가로 폭은 대략 2mm 이내이다. 특히 뒤트임 수술은 눈물샘 분비관이 위치하는 곳을 절개하므로 누관의 손상이나 원치 않는 위치 이동으로 인한 눈물 흘림을 주의해야 한다.

시술 후 흉이 몽골주름 수술보다 덜 드러나는 장점이 있는 반면 눈매를 시원하게 해주는 효과는 앞트임 수술이 더 좋기 때문에 앞트임과 동시에 시술을 하는 경우가 많다.

성형안과센터 주요 수술 소개

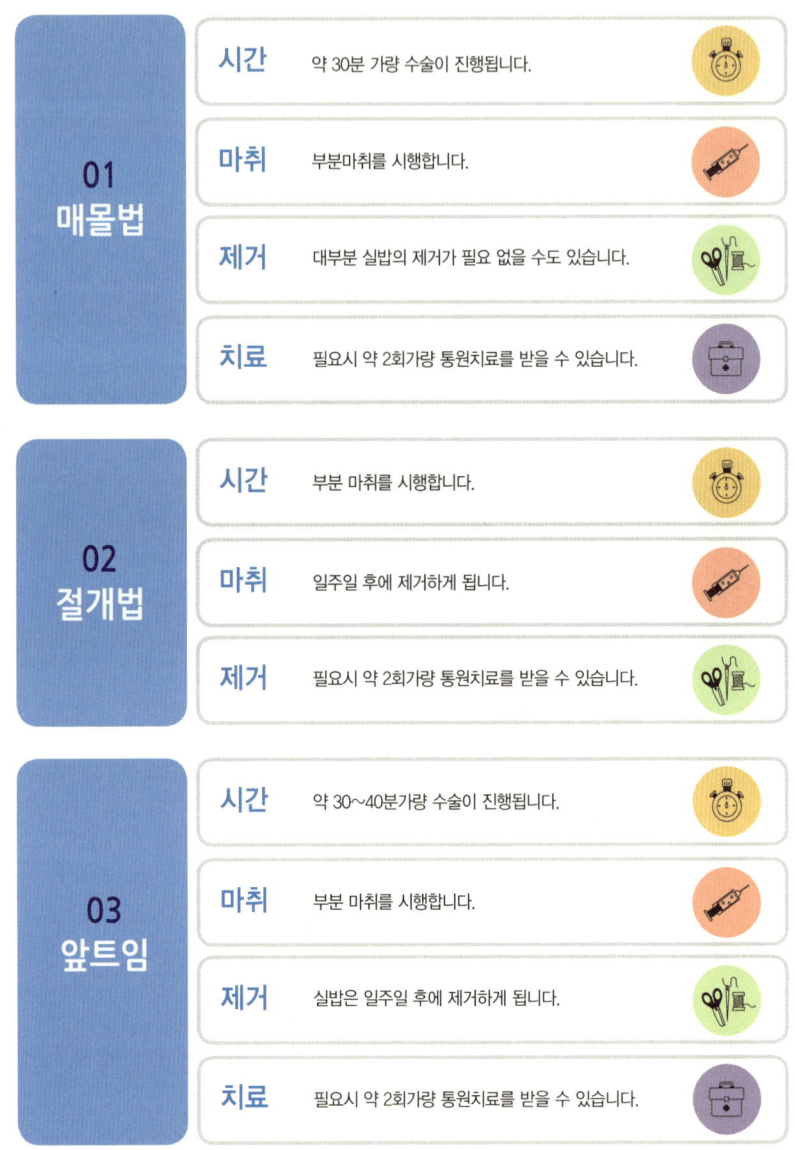

01 매몰법
- 시간: 약 30분 가량 수술이 진행됩니다.
- 마취: 부분마취를 시행합니다.
- 제거: 대부분 실밥의 제거가 필요 없을 수도 있습니다.
- 치료: 필요시 약 2회가량 통원치료를 받을 수 있습니다.

02 절개법
- 시간: 부분 마취를 시행합니다.
- 마취: 일주일 후에 제거하게 됩니다.
- 제거: 필요시 약 2회가량 통원치료를 받을 수 있습니다.

03 앞트임
- 시간: 약 30~40분가량 수술이 진행됩니다.
- 마취: 부분 마취를 시행합니다.
- 제거: 실밥은 일주일 후에 제거하게 됩니다.
- 치료: 필요시 약 2회가량 통원치료를 받을 수 있습니다.

04 안검내반 안검외반

시간	약 30~40분가량 수술이 진행됩니다.	
마취	소아일 경우 전신 마취를 시행하며 대부분의 경우 부분마취를 시행합니다.	
제거	실밥은 일주일 후에 제거하게 됩니다. (소아의 경우는 녹는 실을 사용합니다)	
치료	필요시 약 2회가량 통원치료를 받을 수 있습니다.	
입원	소아일 경우 전신 마취 후 안정을 취한 후 당일 퇴원합니다.	

05 눈물길 수술

시간	약 30~40분가량 수술이 진행됩니다.	
마취	환자 분의 상태와 수술방법을 고려하여 전신 마취나 부분 마취를 시행합니다.	
제거	피부 경유는 1주일 후 제거하나 내시경을 이용한 수술의 경우는 피부 절개라인이 없습니다.	
치료	수술 후 1달 동안은 1~2회 간격으로 치료를 받으며 그 이후는 1달에 1번 치료를 받게 됩니다. 2~6개월 이후 튜브를 제거하게 됩니다.	
입원	실리콘 눈물길 확장 수술은 약 10분가량 소요되고 입원이 필요 없으며, 새로운 눈물길 개통술은 당일 퇴원 또는 1박2일 입원합니다.	

눈물길 수술 : 수술 전 눈물길 상태에 따라 수술 방법이 달라집니다.

	수술 시간	마취	제거
1) 실리콘 눈물길 삽입술	10분	국소	6개월 후 실리콘 제거
2) 피부경유 눈물길 개통술	30~40분	국소 또는 전신	1주일 후
3) 코내시경하 눈물길 개통술	30~40분	전신	실밥 없음

성형안과센터에서
형사 콜롬보를 주목한 이유

'미드' 좀 본다는 사람이라면 미국의 과학수사대 'CSI'를 모르지 않을 것이다. 아니, 미드 팬이 아니더라도 그 이름은 모르는 사람이 없을 만큼 유명하다. 그래서인지 우리나라도 언제부턴가 경찰청 산하 '과학수사센터'의 약자를 'KCSI'로 쓰고 있다.

CSI 시리즈가 21세기의 히트작이라면 20세기에는 '형사 콜롬보' 시리즈가 절정의 인기를 구가했다. 허름한 바바리코트(정식 이름은 트렌치코트)를 걸친 말단 형사 '콜롬보'가 지능적으로 법망을 빠져나가려는 범죄자들을 잡아내는 걸 보면서 짜릿한 대리만족을 느낀 사람이 얼마나 많았던가. 1971년부터 1997년까지 무려 26년간 TV 드라마로 만들어졌으니 그 인기가 어느 정도였는지 미루어 짐작할 수 있을 것이다.

그런데 '안과 의사'들이 '형사 콜롬보'를 주목한 이유는 사실 '콜롬보'의 엄청난 인기와는 별개의 것이다. 그것은 주인공 역을 맡은 피

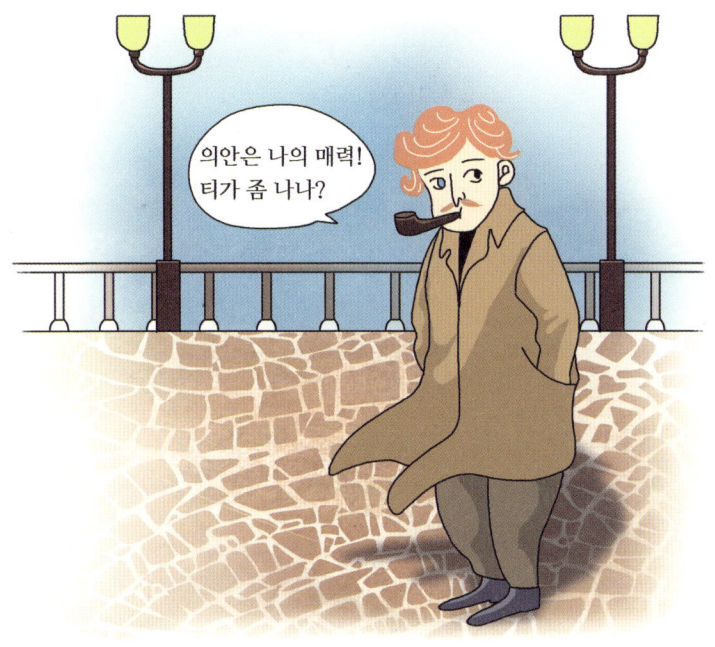

터 포크의 '눈' 때문이었다. 아는 사람은 다 알겠지만, 피터 포크의 눈은 '의안' 즉 '인공 안구'다. 세 살 때 병 때문에 한쪽 눈을 잃고 인공안구를 이식했다. 그래서 그의 양쪽 눈은 흑백 TV 시절이었음에도 불구하고 표가 날 정도로 다른 것이 느껴졌다. 때로는 같은 곳을 보는 듯 서로 다른 쪽을 주시하는 모습이 화면에 잡히기도 했다. 카메라맨이나 감독은 배우의 단점이 드러나지 않도록 상당한 애를 썼겠지만…….

1927년생인 피터 포크가 세 살 때 눈을 잃었으니 1929년이나 1930

년이었을 테고, 인공안구를 처음 이식한 것이 몇 년 뒤라고 해도 1930년대 초중반일 것이다. 그리고 드라마가 처음 시작된 것이 70년대, 최종 마무리된 시점이 20세기의 말이었으니 그 시절의 안과 의학 수준으로는 그 정도만 해도 최선을 다했다고 할 수 있다.

하지만 21세기가 시작된 지도 이미 15년이나 지난 요즘의 의학기술은, 언뜻 보아서는 본래 눈인지 인공안구인지 거의 티가 나지 않을 정도로 발전했다. 게다가 눈동자의 움직임까지 거의 그대로 재현을 해낼 정도다. 이른바 '맞춤 의안'이 가능하다는 얘기다. 만일 콜롬보가 21세기에 다시 촬영된다면 피터 포크는 CSI 뉴욕의 '테일러'나 CSI 마이애미의 '호라시오'만큼 멋있는 캐릭터로 이미지 변신을 하게 되지 않았을까?

안타깝지만 그런 상상은 우리들 안과 의사의 상상으로만 끝날 수밖에 없겠다. '형사 콜롬보' 피터 포크는 지난 2011년에 이 세상이라는 무대를 영원히 떠나고 말았으니……

피터 포크(Peter Michael Falk, 1927. 9. 16~2011. 6. 23)

피터 포크는 1927년 뉴욕 맨해튼에서 러시아·유대계의 아버지와 폴란드계 어머니 사이에서 태어났다. 세 살 때 눈의 망막에 생긴 악성종양 제거 수술 후유증으로 한쪽 눈을 실명했고, 평생 인공안구에 의지해 살았다. 1958년 〈크래프트 서스펜스 시어터〉로 데뷔, 드라마 〈웬 에인절스 컴 투 타운〉(2004년), 영화 〈아메리칸 카우슬립〉(2009년) 등 수많은 작품에 출연했다.
1967년 빙 크로스비가 거절한 NBC 방송의 TV 수사물 시리즈인 〈형사 콜롬보〉의 주인공을 맡으면서 전성기를 맞아 전 세계에 알려졌다. 이 TV 시리즈로 에미상을 4차례나 수상하기도 했다. 그의 딸 캐서린은 2008년 포크가 알츠하이머병을 앓고 있다고 밝힌 바 있다.
2011년 6월 24일, 향년 83세로 미국 캘리포니아 베벌리 힐스 자택에서 타계했다.

자료 출처-네이버 지식백과(시사상식사전, 박문각)

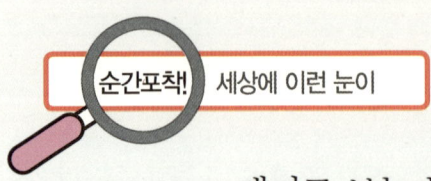 세상에 이런 눈이

재미로 보는 눈 관상

'관상'은 미신이나 심지어 '헛소리'쯤으로 치부되는 경우도 없지 않다. 하지만 보는 사람에게 즐거움을 주는 반듯하고 균형이 잡힌 눈, 아름다운 눈은 세상을 사는 데 크고 작은 이점을 준다. 굳이 '관상'이라는 이름을 붙이지 않아도 눈은 그 자체로 자신의 모든 것을 보여주는 작은 창이라 할 수 있다.

천민과 귀인의 상
눈구멍의 길이는 3센티미터가 표준이다. 눈의 옆 폭이 지나치게 짧아 3센티미터가 안 되면 천민의 상이고, 옆 폭이 3.5~4센티미터의 긴 눈은 귀인의 상이다.

짝눈
비판적이고 칭찬에 인색하지만 단점이나 결함을 찾아내어 분석하고 해결하는 능력이 크다. 오른쪽 눈이 왼쪽 눈에 비해 현저히 작을 경우 편협하고 아집이 강하다.

크고 긴 눈
이해심이 많고 타인의 기분을 잘 맞춘다. 긍정적이고 유연한 태도로 원만한 대인관계가 특징.

눈이 구덩이에 들어가 있는 상
검소하고 희생정신이 강하다. 히스테리가 있을 수도 있으니 다양한 취미를 가지는 것이 좋다.

수평을 이루고 있는 눈
이해심이 많고 온화하며 대범한 성품이 특징. 로맨틱한 만남을 가질 확률이 높다.

눈썹과 눈이 모여 있는 상
신경질적이며 얄미울 만큼 이기적이다. 반면에 책임감이 크고 경제적으로 부족함이 없다.

튀어나온 눈
비범한 두뇌와 뛰어난 통찰력이 특징이다. 언변이 뛰어나 대변인이나 대표를 맡는 일이 많다.

눈꼬리가 올라간 눈
열정적인 반면 변덕이 심하다. 감정기복이 잦고 신경질적이며 '독하다!'는 소리를 듣기 쉽다.

진짜보다 더 진짜 같은 인공 안구

흔히 의안(義眼)이라고 부르는 인공안구의 뜻을 사전에서 찾아보면 '만들어 박은 인공적인 눈알. 유리, 합성수지 등으로 만든다'고 나와 있다. 매우 거친 표현이지만, 그만큼 정확한 설명이다. 조금 덧붙이자면 예전에는 상아를 소재로 사용하는 경우도 많았다.

인공안구가 필요한 사람은 생각보다 많다. 눈이나 눈 주변의 병변 또는 외상 때문에 안구를 적출했거나 안구내용 제거술을 받은 사람. 선천적·후천적으로 안구가 위축되었거나 발육 불량으로 시력이 없는 사람 등이 모두 해당된다. 심한 싸움에 끼어들었거나 말리다가 눈에 큰 충격을 받아서 안와가 함몰된 경우에도 인공안구가 필요하다.

- 실명으로 인한 안구 위축으로 심하게 안구가 함몰되어 외관상 문제가 되는 경우.
- 녹내장으로 인해 완전 실명이 된 후에도 안구 통증이 약물로 조

절되지 않는 경우.
- 각종 질환 때문에 안구를 적출할 수밖에 없는 경우.
- 외상 때문에 안구를 유지하기 힘든 경우.
- 안구 내에 발생한 암이 주변 조직으로 전이될 가능성이 있을 때.
- 선천적 소안구증이나 발육불량으로 얼굴 전체 골격 형성에 영향을 주는 소아.

인공안구를 넣는 목적은 일단 보통 사람의 눈과 같이 자연스럽게 보이는 것이지만, 안와를 보호하고, 그 모습을 유지하는 한편 주변 골격의 발육을 촉진하는 것 역시 빼놓을 수 없는 주요 기능이다. 시력을 회복시키거나 교정해주는 기능은 없지만 양쪽 눈이 모두 일반인과 다름없다는 인상을 남들에게 줄 수 있기 때문에 스스로 콤플렉스를 떨쳐버릴 수 있을 뿐만 아니라 심리적인 자신감을 불러일으켜 원활한 대인관계를 할 수 있게 해준다.

'형사 콜롬보' 시절의 의안은 바로 앞에서 소개한 국어사전의 설명대로 '합성수지나 유리, 상아' 등 무거운 소재를 이용해서 안구 전체를 새로 만들어 넣었기 때문에 아래쪽으로 처지는 경우가 많았다. 게다가 대략의 크기와 색깔 정도만 고려한 일종의 '기성품'이기 때문에 의안을 했다는 사실을 누구나 눈치를 챌 수 있을 정도로 티가 났다.

하지만 요즘은 그런 걱정을 할 필요가 거의 없다. 좀 엉뚱한 비유를 들자면 진짜 모발보다 더 '진짜' 같고, 더 멋진 '가발' 같다고 하면 조금 이해가 쉬울지 모르겠다.

우선 꼭 필요한 경우가 아니면 안구 전체를 적출하지 않고 내용물만 적출한 후, 그 속을 '임플란트'로 채우기 때문에 '무게'에 대한 부담이 거의 없어졌다. 기술의 발달에 '구슬' 또한 매우 얇고 가벼워졌다. 게다가 사람마다 다른 동공의 크기와 색깔, 흰 눈동자의 혈관 등 관련된 모든 부분을 세밀하게 조정하여 보기에도 좋을 뿐만 아니라 실제 기능적으로도 상당한 수준까지 접근했다.

마치 콘택트렌즈처럼 움직여서 실제 눈처럼 보이게 할 수도 있다. 이른바 특수홍채 렌즈와 움직이는 의안 등 맞춤 의안 제작이 가능해진 것이다.

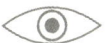

의안 덕분에 맺어진
'렛미인' 출연자와의 인연

의안과 관련해서 특히 강조하고 싶은 것은 의안을 해야 한다면 가능하면 어릴 때 해줘야 한다는 것이다.

어린아이에게 의안이 필요한 경우는 대부분 안구 내에 소아암이 발병한 경우다. 암을 제거하지 않으면 생명이 위험해지기 때문에 할 수 없이 안구를 적출할 수밖에 없는데, 눈을 제거한 뒤 바로 보형물을 넣어줘야 한다. 보형물을 넣지 않으면 안구를 둘러싸고 있는 안와가 성장하지 않는다. 눈만 커지지 않는 게 아니라 얼굴 한쪽이 찌그러지게 되기 때문에 어린이의 삶에 씻지 못할 상처가 될 수도 있다.

주기적으로 CT 촬영을 해서 양쪽 볼륨을 비교한 다음 안와 안에 임플란트를 채운다. 교체 주기는 2~3년 정도. 전신마취 수술이기 때문에 가능하면 주기를 너무 짧게 잡지 않는 것이 좋다.

어린 시절 의안을 해주지 않아서 평생 남의 눈을 피해서 살아왔던 사람을 실제로 만난 적이 있다. 한 케이블 방송에서 인기를 끌고 있는 '렛미인'이라는 프로그램의 출연자였다. 잘 알고 있다시피 '렛미인 출연자'라면 얼굴이나 몸에 심각한 '결함'이 있는 사람이고, 이 프로그램은 그런 사람들을 환골탈태시켜 완전히 새로운 모습으로 바꿔줌으로써 사람들의 주목을 끌고 있다. 우리 병원을 찾아온 P 역시 역대 어느 출연자에도 뒤지지 않을 만큼 가슴 아픈 사연을 안고 있었다.

우리 병원을 처음 찾아온 P는 열일곱 살 정도의 앳된 소녀였다. 하지만 그녀의 외모는 결코 '앳된' 것이 아니었다. 신체의 다른 부분도 이미 오래전에 균형을 잃고 있었지만, 특히 '눈'은 심각함을 넘어 경악을 할 정도였다.

어린 시절 '망막아세포종(5세 이하 어린이에게 발생하는 안구암)' 때문에 안구 적출을 받았는데 오랫동안 보형물을 넣지 않고 방치했던 터라 아예 눈이 있어야 할 자리가 푹 꺼져 있었다. 게다가 지속적인 방사선 치료 때문에 얼굴뼈와 피부가 자라지 못해 얼굴이 뒤틀리고 턱과 코까지 삐뚤어져 있는 상태였다.

그렇게 푹 꺼진 눈을 긴 머리카락으로 가린 채 17년 동안 외로움과 고통 속에서 살아왔던 P가 우리 병원까지 오게 된 목적은 오직 하나. '남들처럼 보이고 싶다'는 것이었다.

하지만 지금까지의 의학적 지식과 상식과 경험을 총동원해봐도 답을 찾기가 어려웠다. 실제로 방송 관계자들이 이미 전국의 웬만한 성형안과 전문가들을 다 찾아봤지만, 누구도 선뜻 나서지 못하는 상황이었다.

안구는 아주 어린 시절에 적출이 된 상태에서 안와 뼈는 전혀 성장이 되지 않았고, 안구가 적출된 자리에 씌워놓은 임시 피부는 이미 완전 피부화가 되어 있었다.

'이 아이를 어떻게 하나?'

안구 쪽만이 아니라 얼굴 전체의 윤곽이 이미 틀어져 있었기 때문에 우리 병원 자체만으로 해결할 수 있는 문제는 아니었지만, 어떻게 해서라도 '안구' 부분만은 해결을 해주고 싶었다.

고민 끝에 여기저기 수소문을 해보니 미국에서 이와 비슷한 사례에 적용할 만한 연구가 진행 중이라는 사실을 알게 되었다. '밀랍'을 안구의 형태에 맞춰 3차원적으로 제작을 해서 보형물로 쓴다는 아이디어였다. 미국에서도 아직 연구 단계였으니 우리나라로서는 아직 아무도 시도해보지 못한 일이었다.

일단 성형외과와 치과 등 여러 전문가들과 함께 얼굴의 윤곽을 다듬고, 눈꺼풀과 속눈썹, 안구, 피부 등을 똑같이 재현했다. 그리고 의안을 만드는 회사의 대표와 함께 오랜 시도 끝에 밀랍으로 P에게 적합한 형태의 안구를 만들어 넣고, 안경을 씌웠다. 특수 제작된 이 안구는 떼었다 붙였다 할 수도 있고, 땀이 나거나 눈물을 흘려도 별 문제가 없다. 물론 샤워도 가능하다. 지금까지 만들어진 특수 의안 중에서도 가장 특수한 의안이라고나 할까…….

요즘도 간혹 우리 병원을 찾아오곤 하는 P는 이제 자신감과 자존감을 되찾고 당당한 모습으로 세상을 살아가고 있다. 안과 의사가 된 이래 가장 큰 보람을 느꼈던 순간 중의 하나라 할 수 있다.

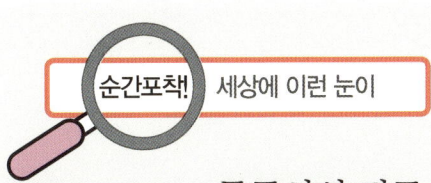

몽골인의 평균 시력은?

우리나라 병원이나 안경점의 '시력검사표'는 2.0이 가장 높은 시력으로 설정되어 있다. 그리고 눈이 좋다고 자랑하는 사람들은 대부분 그 증거로 "내 눈은 2.0이야!"를 들이댄다. 그러면 사람의 시력은 2.0이 가장 높은 수치일까? '2.0'의 눈을 가진 사람들에게는 죄송하지만, 그건 우리나라만의 사정이다.

언젠가 TV에서는 6.0의 시력을 가진 이탈리아 인 시모네 아레나 사람의 사연을 소개한 적이 있다. 그는 자그마치 1킬로미터 거리에 있는 글씨를 볼 수 있었다고 한다.

또한 '탁 트인' 환경에서 살아가는 몽골인은 '2.0'의 한계를 훌쩍 뛰어넘어 '평균 시력'이 무려 4.0이다. 태국의 모겐 족도 시력이 5.0 이상이라고 알려져 있다. 그렇다면 몽골인의 시력이 특히 좋은 이유는 무엇일까?

그 원인을 딱 꼬집어서 말하긴 어렵지만, 전문가들은 대체로 다음과 같은 몇 가지 원인이 합쳐진 것으로 본다.

1. 전통적으로 수렵생활을 하기 때문에 멀리 있는 동물을 볼 줄 아는 능력이 발달했다.
2. 주변에 높은 건물이 없는 탁 트인 환경 덕분에 '근시'가 생길 이유가 별로 없다.
3. 컴퓨터, 스마트폰 등 시력을 저해하는 환경에 노출되지 않았다.

현대를 살아가는 우리도 '몽골인' 같은 환경을 인위적으로 조성하면 보다 좋은 시력을 오래도록 유지할 수 있지 않을까?

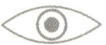

'눈물길' 때문에 발견한 암,
눈물 속에 보내다

'의사 가운'을 입고 있는 동안 기쁜 일만 있으면 오죽 좋으련만, 그렇지 않은 경우도 적지 않다. 몇 년 전 '눈물길' 때문에 찾아왔던 60대 초반의 여성인 C는 특히 잊지 못한다.

사실 '죽고 사는 문제'로 안과를 찾아오는 환자는 거의 없다. 특히 성형안과센터를 찾는 환자라면 더욱 그렇다. 그런데, '눈물길' 때문에 성형안과센터를 찾았던 C는 생각지도 못했던 '암'을 발견하고 생사의 기로에 서고 말았다.

성형안과센터를 찾는 환자 가운데 대략 30% 정도는 눈물길 환자들이다. 눈물길은 말하자면 우리 눈에 있는 일종의 하수도라고 할 수 있는데, 이 길이 막히면 자신도 모르게 눈물을 뚝뚝 흘리는 등 여러 가지 불편을 겪게 된다. 환자의 대부분은 50~60대 폐경기 여성이다. 때로는 눈물길이 막혀서가 아니라 노화나 안구건조증 때문에 눈물을 흘리는 경우도 있다.

상당수의 사람들이 이런 '눈물흘림증'을 안과 질환이라는 생각을 못하고 방치한다. 하지만 눈물흘림증도 분명 질환이기 때문에 오랜 기간 방치하면 자칫 급성염증이 생겨서 입원 치료를 해야 하는 경우도 생길 수 있다.

C는 '눈물 흘림'이 좀 심한 경우였다. 이학적 검사를 해보니까 눈물주머니 부분이 불룩하고, 만지면 통증을 느낀다고 했다. 눈물길이 막히면 대부분 C와 같은 증상을 호소한다. 당연한 얘기지만 고인 물은 썩고 냄새가 난다. 눈물주머니가 감염되어 있을 가능성도 크다. 이럴 때 눈물길을 열어서 코로 통하게 해주고 감염을 치료하면 대부분 낫는다.

그런데 C의 눈물주머니를 열어보니까 종양이 자라고 있는 것이 아닌가. 편평상피세포암이었다. 암 덩어리가 눈물길을 막고 있었기 때문에 감염이 일어났고, 눈물이 계속 흘렀던 것이다. 하지만 더욱 무서운 사실은 편평상피세포암이 눈물샘에서 발견되는 암이 아니라는 점이었다. 그 말은 곧 C의 몸 어딘가에 또 다른 암세포가 자라고 있다는 뜻이었다.

눈물길 수술을 끝내고 C를 대학병원으로 보내 전체적으로 검진을 새로 받아보게 했다. 결과는 폐암이었다. 그것도 이미 손쓸 수가 없을 정도로 진행이 된……. 결국 C는 우리 병원을 다녀가고 6개월도 되지 않아 세상을 떠나고 말았다. '안과'에서 할 수 있는 일은 사실상 아무것도 없었지만, 그렇게 짧은 인연을 맺고 떠난 C를 생각하면 지금도 안타깝다. 그런 한편으로 안과든 어디든 정기적인 검진이 얼마나 중요한가 하는 사실을 또 한 번 강조하는 계기가 되기도 했다.

  C의 눈물샘에서 발견되었던 편평상피세포암과는 달리 안구 뒤에만 생기는 종양이 있다. 앞서 소개한 '렛미인'의 P가 어린 시절 앓았던 망막아세포종과 '모두 다 김치'라는 드라마를 통해 알려진 '안구암'이 대표적이다. 이런 암은 당연히 안과에서 치료할 수밖에 없다. 다만 눈이 아닌 다른 곳으로 전이될 가능성이 있을 경우에는 내과나 혈액내과, 종양내과 등으로 보내기도 한다.

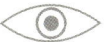

안검하수 수술은 반드시
안과 의사와 상담 후에

눈이 작아서 자꾸 위로 치켜뜨려고 하는 바람에 이마에 주름이 많아져서 이를 해결하려고 성형안과센터를 찾아오는 사람도 의외로 많다. '이마에 주름'이라면 성형외과를 찾을 일이지 왜 안과를 찾는지 의아해할 사람도 있을지 모르겠다. 하지만 이 경우는 분명 '안과'의 영역이자 안과가 아니면 해결하기 어려운 전문 영역이다.

윗눈꺼풀에는 윗눈꺼풀을 위로 올렸다 아래로 내렸다 하는 근육(윗눈꺼풀 올림근)이 연결되어 있는데, 이 근육의 힘이 약하면 윗눈꺼풀이 아래로 처지고 눈꺼풀 틈새가 작아지게 된다. 쉽게 말해 정상적으로 눈을 뜨지 못하기 때문에 눈이 작아지는 것이다. 이를 '안검하수'라고 한다. 단순히 눈이 작거나 이마에 주름이 있다면 안과를 찾을 이유가 없지만, '안검하수'가 문제라면 당연히 성형안과센터를 찾아 '윗눈꺼풀 올림근'의 문제를 해결해야 한다. 경도의 안검하수가 동반된 노인성 눈꺼풀 늘어짐 환자에게서 단순 쌍꺼풀 수술 후 발생할

수 있는 문제점이 없도록 수술 전에 철저한 검사와 상담이 필요하다
 안검하수에는 태어날 때부터 발생하는 선천성 안검하수와 나이가 들면서 발생하는 후천성 안검하수 그리고 특수한 안검하수 등이 있다.

선천성 안검하수

 선천성 안검하수는 태어날 때부터 윗눈꺼풀 올림근의 힘이 약한 경우를 말한다. 양쪽 눈에 안검하수가 있으면 앞이 잘 보이지 않기 때문에 늘 이마에 힘을 주게 되고, 이 때문에 이마에 주름이 생긴다. 또 눈썹이 함께 올라가고 턱을 위로 쳐들어 물체를 보려고 애쓰게 된다.
 대부분이 눈꺼풀 올림근 근육 자체에 국한된 질환이지만, 간혹 전신적인 근육 이상이나 신경질환을 동반하는 경우도 있다. 이와 함께 난시, 약시, 정서 불안 등의 문제가 함께 나타날 수도 있다.

후천성 안검하수

 후천성 안검하수는 나이가 듦에 따라 윗눈꺼풀의 기능이 약해지면서 눈꺼풀이 아래로 처지는 경우를 말한다. 노인성 변화, 외상이나 수술 후 윗눈꺼풀 올림근의 손상 혹은 약화, 신경성질환 혹은 전신성 질환이 원인이다. 후천성 안검하수는 원인을 찾는 검사가 필요할 수도 있다.

특수한 안검하수

밥을 먹거나 입을 움직이면 안검하수가 없어지고 눈이 커지는 특수한 안검하수도 있다. 이런 경우에는 눈을 올리는 근육을 완전히 절단해야 한다. 그래야 입이 움직일 때 눈의 크기가 달라지지 않는다. 이와 함께 전두근 걸기술을 해서 눈높이를 맞춰준다. 특수한 안검하수는 특히 수술이 복잡하고 어렵기 때문에 반드시 성형안과 전문의와 상담을 한 후에 수술을 해야 한다.

안검하수의 치료

대부분의 안검하수는 수술로만 치료가 가능하다. 수술은 시력을 비롯한 눈의 기능, 안구 운동, 안검하수의 정도 그리고 눈꺼풀 올림근의 기능 정도에 따라서 결정한다. 수술 시기는 안검하수의 정도에 따라서 안과 의사가 결정한다. 시력발달에 장애를 초래할 수 있을 정도로 심할 경우에는 가능한 한 조기에 수술을 시행한다.

수술을 한 후에 일시적으로 눈꺼풀이 완전히 감기지 않을 수 있으므로 눈의 보호기능이 충분한지 수술 전에 철저한 검사가 필요하다.

1) 눈꺼풀 올림근 절제술(전진술)

윗눈꺼풀 올림근의 기능이 어느 정도 남아 있을 때 시행한다. 올림근의 일부를 잘라내 전진시키고, 잘라낸 근육의 길이만큼 윗눈꺼풀이 위로 올라가도록 한다.

2) 전두근 걸기법

윗눈꺼풀 올림근의 기능이 전혀 없거나, 아주 미약한 경우에 시행한다. 환자 자신의 다리 근육막 혹은 보존 근육막을 윗눈꺼풀 속과 전두근(이마 근육) 속에 삽입하고 여기에다 윗눈꺼풀을 연결하여 고정시키는 방법이다.

눈물길을 수술하는 방법은 크게 두 가지가 있다. 하나는 내시경 수술이고, 또 하나는 피부 절개를 통한 수술이다. 우선 내시경 수술은 피부 절개 없이 내시경을 이용하여 코 속에서 뼈를 뚫어 수술한다. 흉터가 남지 않기 때문에 미용에 신경을 많이 쓰는 여자 환자에게 권할 만한 방법이다. 대개 국소마취로 시행하며 수술 시간은 30~60분이다. 성공율은 90% 정도이지만 재수술이 필요한 경우도 있다.

마취 후에 눈과 코 사이 피부를 약 1~1.5cm 정도 절개하고 수술을 하는 방법도 있다. 성공률은 90% 정도로 높은 편이다. 절개 부위에 흉터가 생길 수 있지만 시간이 지남에 따라서 보기 싫지 않을 정도로 좋아진다. 수술 시간은 1~2시간 정도 걸린다.

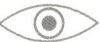

상안검과 하안검 성형술

　'성형'이라 하면 주로 젊은 사람들이 많이 하는 것이지만, '안 성형'은 꼭 그렇지만은 않다. '안 성형'은 단순한 미용 목적이 아니라 '기능적인 면'까지 두루 고려한 수술이기 때문이다. 특히 최근에는 나이 드신 분들이 눈꺼풀 피부가 처져서 눈을 가리는 바람에 앞이 잘 안 보이고 답답하다고 찾아오는 경우가 많다. 특히 눈꼬리 부분의 피부가 겹쳐져 짓물렀다고 하소연하는 분들이 부쩍 늘었다. 이런 분들에게 필요한 것은 '상안검 성형'과 '하안검 성형'이다.

　따라서 안검 성형술은 늘어진 피부를 제거하여 시야를 넓게 하고, 짓무른 피부를 해결해주는 치료적인 면과, 불룩해진 눈 밑 지방과 깊게 패인 주름을 해결해주는 미용적인 면의 두 가지가 복합적으로 작용하는 수술이라 할 수 있다.

상안검 성형술

  나이가 들면서 늘어진 눈가 피부와 근육, 두툼한 지방을 제거하면 보다 젊고 세련된 눈 모양을 얻을 수 있다. 하지만 젊은이들보다 더 아름답거나 자연스러울 수는 없다는 것을 염두에 두어야 한다.

  양쪽 눈 수술은 1시간 정도면 충분하며 수술 후 7일이면 실밥을 제거할 수 있다. 일반적으로 나이 드신 분들의 상안검 성형술은 늘어진 피부와 불룩한 지방을 제거하면서 쌍꺼풀 수술을 함께 하고, 쌍꺼풀 라인을 만들지 않으면 수술 후 수년 이내에 피부 늘어짐이 다시 발생할 가능성이 있으므로 낮게라도 만들어 주는 것을 권유한다.

  수술 후 쌍꺼풀이 생기기를 원할 경우, 쌍꺼풀 예정선을 따라 여분의 피부와 근육을 제거하고, 이와 함께 눈꺼풀이 불룩한 원인이 되는 지방 등을 제거한다. 그러면 눈꺼풀이 교정되면서 동시에 피부 절개선과 안쪽에 위치한 눈꺼풀 올림근에 고정함으로써 쌍꺼풀이 만들어진다.

  반면에 쌍꺼풀을 원치 않을 경우는 처진 피부와 근육을 제거하고 봉합만 한다. 이럴 경우 쌍꺼풀은 생기지 않고 절개 흉터가 조금 보이게 되지만 시간이 지나면 약화되어 보이지 않게 된다. 다만 이 경우에는 수술 전에 먼저 절개선의 위치에 대한 상담이 필요하며, 추후 다시 피부 늘어짐이 진행되어 눈을 덮을 수 있다는 것을 알아야 한다.

하안검 성형술

 나이가 들어 피부가 늘어지면서 주름이 생기고, 아래 눈꺼풀 속의 지방이 밖으로 불룩하게 나오면 실제보다 나이가 더 들어 보이거나, 표정이 어두워 보일 수 있다. 하안검 성형술은 흉터를 남기지 않고 결막을 절개하거나 속눈썹 아래 부위의 피부를 절개하여 늘어진 피부와 지방을 절제하거나 재배치하는 성형술이다. 나이 드신 분들뿐 아니라 젊은 여성이나 남성 중에도 간혹 아래 눈꺼풀 지방이 돌출되어 나이가 들어 보인다면 하안검 성형술을 받는 게 좋다.

 요즘은 눈 밑 지방을 제거하지 않고 오히려 이 지방을 활용해서 주름살을 없애는 방법을 사용한다. 즉 보기 싫게 돌출한 지방을 일부분만 제거하고 상대적으로 함몰되어 깊게 패인 주름 밑으로 옮겨서 부족한 부분을 채워주거나 지방을 막아주는 막을 강화시켜 눈 밑 지방뿐만 아니라 주름살까지 펴는 일석이조의 효과를 얻는 것이다.

 또한 늘어진 피부를 제거하고 수평으로 팽팽하게 하면 눈 밑 주름이 펴지면서 그늘이 없어져 전체적으로 젊은 인상을 회복할 수 있다.

병원장 조언

안경에 대한 몇 가지
오해와 이해

안경을 끼면 눈이 더 나빠진다고?
안경은 눈이 잘 보이도록 시력을 교정할 뿐 근시를 더 진행시키거나 진행을 막는 역할을 하지 않습니다. 일단 근시가 생기면 아이들이 성장하는 동안 몸이 크는 것에 비례해서 안구의 길이도 늘어나기 때문에 시력도 점점 나빠지게 됩니다. 이 때문에 아이들의 안경은 3~6개월에 한 번씩 시력검사를 해서 나빠진 만큼 안경 도수를 조절해주어야 하는데 이것을 두고 안경 때문에 눈이 더 나빠졌다고 오해를 하는 것입니다.

안경 또는 선글라스 테는 커야 좋다?
흔히 알려진 것과 달리 안경이나 도수가 있는 선글라스의 테를 크게 하면 오히려 눈에 좋지 않을 수 있습니다. 안구의 중심과 안경 렌즈의 중심이 일치해야 사물을 제대로 볼 수 있는데, 안경테가 크면 안경알의 중심이 눈의 중심보다 바깥으로 쏠려 눈이 쉽게 피로해질 수 있기 때문입니다.

콘택트렌즈는 근시를 개선시켜 준다?
콘택트렌즈는 근시 교정 효과가 있으므로 시간이 지나면 렌즈나 안경을 쓰지 않아도 된다고 생각하는 사람들이 있습니다. 실제로 콘택트렌즈를 끼면 일시적으로 근시가 줄어드는 것처럼 느껴지는 게 사실입니다. 하지만 이는 렌즈가 각막을 눌러서 일시적으로 근시가 줄어들기 때문이며 영구적인 치료 효과가 있는 것은 아닙니다.

안경을 쓰면 눈이 튀어나온다?

안경을 끼면 눈이 튀어나오거나 코가 낮아지는 등 얼굴의 형태가 바뀐다고 알고 있는 분이 많습니다. 심지어 이런 믿음 때문에 오랫동안 착용했던 안경을 벗고 렌즈를 착용하는 경우도 있는데, 이는 근거 없는 속설에 지나지 않습니다.

다만 근시가 계속 진행이 되는 경우에는 안경 착용 여부와 상관없이 안구가 커지기 때문에 눈이 튀어나오게 됩니다.

안경은 필요할 때만 착용한다?

옛 어른들 가운데 안경은 공부할 때만 쓰는 것이 좋다고 말씀하시는 분들이 있습니다. 하지만 좌우 시력이 각각 0.7 이상이 아니라면 안경을 항상 착용해야 합니다. 더욱이 좌우의 시력이 다를 경우에는 더욱 주의해야 합니다. 반응이 둔해지고 판단력이 흐려져 자칫 큰 사고의 위험이 따를 수 있기 때문입니다. 다시 말해서 양쪽 시력이 0.7 이상이 아니거나 좌우의 균형이 맞지 않는 근시, 원시, 난시의 경우에는 언제나 안경을 쓰는 것이 좋습니다

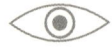

눈이 튀어나오는 증상(안구 돌출)이 있다면 갑상선 안질환을 의심해야

갑상선 안질환이란 갑상선 기능 이상과 동반하여 나타나는 눈의 이상이다. 본래 갑상선 기능 이상은 내과적 질환인데, 안과 검진에서 발견되는 경우가 많다.

불명확한 원인에 의해 면역체계에 교란이 일어나 갑상샘을 자극하는 자가항체(Auto antibody)가 우리 몸에 만들어지면 이것이 갑상샘의 호르몬 분비를 증가시켜 갑상선 기능 항진증이 발생한다. 동시에 이 자가항체가 우리 몸을 순환하면서 갑상샘 조직과 비슷한 특성을 지닌 안구 주위 조직을 자극하면서 갑상선 안질환을 일으키게 된다. 그중에 '눈'과 관련하여 나타나는 가장 심각한 증상 중의 하나는 갑상선 이상에 따라 눈을 움직이는 근육이 비대해지면서 눈 뒤의 지방들이 부어오르고, 이에 따라 눈이 앞으로 튀어나오는 안구 돌출 현상이다.

증상이 약할 경우에는 경미한 눈꺼풀의 이상 정도로 끝날 수도 있지만 외모의 변화로 인한 지속적인 '스트레스'와 함께 물체가 두 개로 보이는 복시현상 또는 시신경 손상으로 인한 시력상실까지 초래할 수 있으므로 반드시 적절한 치료를 해야 한다.

일반적으로 갑상선 기능의 항진이 있으면 가슴 두근거림, 체중감소, 생리불순 등과 같은 증상이 나타나며 만성피로감으로 인해 정상적인 생활이 힘들다. 갑상선의 이상 유무는 간단한 혈액검사만으로도 진단이 가능하다.

처음 갑상선 안질환이 발생하면 눈물이 나고, 눈 주위가 부으면서 흰 눈동자가 빨갛게 충혈된다. 그리고 햇볕에 나가면 눈이 시린 증상과 같은 불편감을 많이 느끼게 된다. 늘 눈꺼풀을 치켜뜨기 때문에 눈의 흰자가 노출될 뿐 아니라 눈이 뻑뻑하고 모래가 들어간 것 같은 이물감을 느끼는 경우도 있다.

갑상선 안질환이 진행되면 눈 근육의 탄력성이 없어지면서 눈을 잘 움직이지 못하게 된다. 그러면 두 눈의 초점이 맞지 않아 복시 현상이 발생하게 되고 사시가 나타날 수도 있다. 시신경은 한번 손상되면 회복하기가 힘들다. 따라서 최선의 방법은 주기적인 안과 진료로 시력장애를 예방하는 것이다.

안타깝게도 염증으로 인해 눈이 붓는 증상이나 안구돌출 등에 대한 특효약이나 치료방법은 아직 없다. 갑상선 안질환을 동반한 갑상선 기능 항진증 환자가 하는 질문 중에 가장 흔한 것이 내과에서 약을 먹어 갑상선 호르몬 수치가 정상이 되면 눈 모양도 정상으로 돌아오는 것이냐고 물어보지만 안타깝게도 정답은 '아니다'이다. 이는 앞서 말한 갑상선 안질환의 원인이 갑상선 호르몬이 아닌 자가항체가 이 병의 원인 물질이기 때문이다. 염증이나 안구 돌출을 지연 또는 예방하기 위해 스테로이드제 또는 방사선 치료를 시행하기도 하며, 시력에 심각한 손상이 있거나 안구돌출 등으로 인해 미용상 상당한 문제점이 있을 경우에는 수술이 필요할 수도 있다.

약물 치료

심하지 않은 갑상선 안질환 환자의 대부분은 인공눈물과 같은 안약으로 눈의 불편감을 해소시킬 수 있다. 눈이 충혈되고 붓는 경우에는 항생제 안약이나 스테로이드제 안약을 같이 사용할 수 있다. 단, 장기적으로 사용할 경우 부작용이 생길 수 있으므로 반드시 전문의와 상담을 한 뒤에 사용해야 한다. 만약 안구돌출로 인해 눈을 뜨고 자는 경우에는 연고 성분의 인공눈물을 점안하여 눈이 마르는 것을 방지해야 한다.

방사선 치료

눈이 많이 붓고 충혈되며 불편이 심한 염증 증세가 있을 때나 시력감소가 뚜렷할 때는 스테로이드제 대신 방사선 치료를 선택할 수도 있다. 특히 스테로이드제에 대한 반응이 좋지 않거나 약물 부작용이 있을 때, 나이가 많아서 약물 치료가 적당하지 않을 경우에는 방사선 치료가 도움이 된다. 단, 건성안, 각막염, 망막염 또는 백내장 등의 부작용이 발생할 수 있으므로 성형안과 전문의와 미리 상의하는 것이 좋다.

안와감압술

안구돌출로 인한 미용상 문제가 있을 때나 시신경 압박을 완화시켜 시력보존을 해야 할 때 꼭 필요한 수술이다. 안구를 둘러싸고 있는 뼈를 제거하여 눈 주변의 공간을 넓힘으로써 눈이 안으로 들어가게 하는 수술이 바로 안와감압술이다. 눈 주위의 뼈를 제거하는 비교적 큰 수술이다.

사시교정술

사시로 인한 복시 증상 때문에 일상생활이 곤란할 때는 눈을 움직이는 근육의 위치를 조정하는 사시교정술을 시행한다.

안검성형술

놀란 토끼 눈처럼 눈꺼풀이 크게 떠지는 안검후퇴 증상으로 보기 싫고 눈이 덜 감겨 까만 눈동자의 상처와 눈의 건조감이 나타날 때

미용 목적으로 눈꺼풀의 모습을 원래대로 복원시키는 수술이다. 수술은 최소한 6개월 이상 임상적으로 갑상선 안질환으로 인한 눈의 변화가 더 이상 없는 것을 확인한 후 시행하며, 급성기에는 눈꺼풀에 국소적으로 스테로이드 주입술이나 제한적으로 보톡스 치료를 고려해 볼 수 있다.

심한 갑상선 안질환을 가진 환자의 경우 외관적, 기능적으로 만족할 만한 결과를 얻기까지는 많은 시간이 걸리기 때문에 인내를 가지고 치료를 받는 것이 필요하다.

파르르 눈이 떨리는 안검경련, 보톡스로 치료

젊을 때는 괜찮았는데, 나이가 들면서 때때로 눈 밑이 파르르 떨리는 듯한 느낌을 받는 사람이 꽤 많다. 그런데 신경은 많이 쓰이지만 일상에 크게 불편을 주지 않기 때문에 쉽게 생각하고 그냥 넘어가는 사람들이 많다. 하지만 간단하게 생각하고 그냥 넘어갈 문제가 아니다. '안검경련'의 초기 증상일 가능성이 크기 때문이다.

안검경련은 눈꺼풀 주위와 얼굴 근육이 본인의 의도와는 달리 강하게 수축하여 눈을 조이기 때문에 양쪽 눈을 뜨기 어려운 상태를 말한다. 남자보다 여자에 많고, 보통 50세 이상에서 많이 나타난다. 아직 정확한 원인은 밝혀지지 않았지만 뇌의 이상으로 생기는 것이 아닌가 추측하고 있다.

눈부심이나 이물감과 같은 단순한 눈의 증상으로 시작해서 점차 그 정도가 심해지면서 눈을 뜨기가 힘들어진다. 눈 주위가 가볍게 떨리는 정도만 느끼는 사람부터, 책을 보거나 걸어다닐 수 없을 정도로

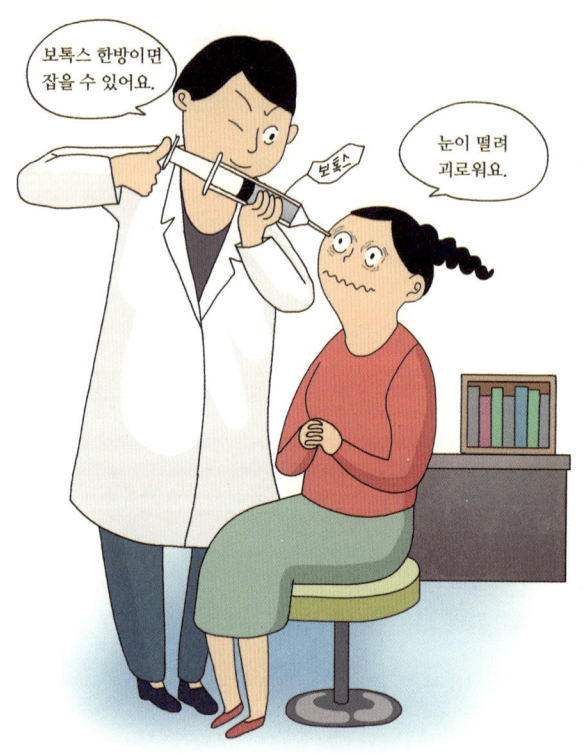

눈을 거의 뜨지 못하는 사람까지 다양하게 나타난다. 아주 심한 경우는 눈을 전혀 뜨지 못하는 상태가 지속된다.

그리고 일시적으로 잠깐 눈을 떴다가 다시 뜨지 못하는 과정이 반복되곤 한다. 미국에서는 증상이 심한 경우 기능성 맹인으로 분류하여 여러 가지 복지 혜택을 주고 있다.

안검경련은 흔히 안구건조증이 동반되기 때문에 인공눈물을 계속 점안하면 다소 도움이 된다. 외출 시에는 선글라스를 끼는 것이 좋다.

안검경련을 치료하는 방법은 크게 보톡스 치료, 수술적 치료 등으로 나눌 수 있다.

보툴리눔 독소(일명 보톡스) 치료

보툴리눔 독소는 식중독을 일으키는 균에서 분리한 약이다. 식중독 때 호흡 근육이 마비되는 것을 보고 원인이 되는 균의 독소를 순수하게 분리하여 안검경련에 사용하기 시작했다.

아주 미량의 보톡스를 눈 주위 근육에 주사하여 눈의 경련을 일으키는 근육을 마비시킴으로써 눈을 뜨게 한다. 환자의 약 85% 정도가 보톡스 효과를 보지만, 안타깝게도 그 효과는 보통 3~4개월 정도만 지속된다. 따라서 3~6개월마다 주기적으로 주사를 맞아야 한다. 주사약은 일단 개봉하면 다시 사용할 수 없기 때문에 비용 절감을 위해 두세 명의 환자가 주사를 나누어 맞는 경우도 있다.

수술적 치료

눈을 감는 근육을 제거하여 눈이 감기는 것을 막는 수술이다. 약물이나 보톡스 치료에도 반응이 없는 환자의 경우 시행한다. 때로는 약물이나 보톡스 주사를 원하지 않는 환자들이 수술 치료를 요구하는 경우가 있다.

눈을 둘러싸고 있는 근육의 양이 너무 많기 때문에 한 번에 모두 제거하지 못하고 두세 차례로 나누어 수술할 수도 있다. 수술적 치료는 약 80%의 환자에게 효과가 있지만 재수술이나 보톡스 주사 치료가 추가로 필요한 경우도 많다.

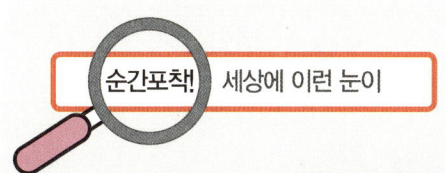
순간포착! 세상에 이런 눈이

'맹인 가수' 1

옛말에 '몸이 100냥이면 눈이 90냥이다'라는 말이 있다. 그만큼 눈이 중요하다는 뜻이다. 따라서 시력을 잃으면 거의 모든 것을 잃는다고도 생각할 수 있다. 하지만 세상에는 시력을 잃은 대신 타고난 천재성을 유감없이 발휘해서 더 큰 감동을 안겨준 사람들도 많다. 그중에 대표적인 인물이 미국의 맹인 가수 '스티비 원더'다.

미시건주에서 선천적 맹인으로 태어난 그는 소년 시절부터 'fingertips'라는 곡으로 팝 차트에 등극을 했을 정도로 재능을 인정받았고, 1984년에는 'Woman in Red'라는 영화의 삽입곡이었던 'I Just Called To Say I Love You'로 대히트를 기록했다.

스티비 원더는 특히 '안과 수술'과 관련된 '소문'으로 커다란 주목을 받기도 했다. 언젠가 스티비 원더는 단 몇 분 동안만 눈을 뜰 수 있는 수술이 있다는 소식을 듣게 되었다.

짧은 '개안' 시간에 비해 비용이 엄청났다. 하지만 그는 수술을 받기로 했다. 당시 그가 수술을 받기로 한 이유는 단 한 가지, 사랑하는 딸의 얼굴을 한 번이라도 직접 보고 싶어서였다고 한다.

사실인지 아닌지 여부조차 알려지지 않은 이야기가 이토록 오랫동안 사람들 사이에서 전해지는 이유는 어떤 대가를 치르더라도 사랑하는 사람의 얼굴을 직접 보고 싶어했던 스티비 원더의 열망 때문이 아니었을까?

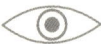

기타 성형안과 관련 질환들

반측 안면 경련증

얼굴의 좌측이나 우측 중 한쪽에서 자기 의사와는 무관하게 경련(떨림)이 발생하는 질환이다. 대개 눈에서부터 경련이 시작되어 눈꺼풀이 파르르 떨리게 되고 점차 증상이 심해지다가 수개월이 지나면서 눈이 감김과 동시에 입이 위로 딸려 올라가게 되는 현상이 반복적으로 나타난다. 안면신경의 과도한 자극 때문에 발생하는 질환으로 얼굴의 한쪽에서만 경련이 있고 잠을 잘 때도 지속되기 때문에 안검경련과 구별할 수 있다.

뇌에서 시작하는 안면신경 부위가 혈관에 눌려서 발생할 수 있기 때문에 자기공명영상촬영과 같은 정밀검사가 필요하다.

안면근 이동

얼굴 근육 특히 눈 주위 근육이 가볍게 떨리는 현상으로 대부분 과도한 카페인 섭취나 스트레스, 담배, 피로, 불안 등이 원인이다. 특별한 치료는 필요 없으며 카페인 섭취를 줄이고 과로를 피하는 것이 좋다.

안검내반(눈꺼풀 속말림)

눈썹이 눈을 찌르는 경우는 어린이들에게서 많이 볼 수 있는 덧눈꺼풀과 나이가 들면서 나타나는 노인성 안검내반이 있다. 덧눈꺼풀은 아래 눈꺼풀이 눈썹을 안으로 밀면서 눈썹이 까만 눈동자를 찌르는 질환이다. 눈을 깜빡일 때마다 까만 눈동자에 상처를 만들고, 눈을 자극하여 눈물이 나면서 눈곱이 끼게 된다. 또 밝은 햇빛을 보면 눈이 부셔서 눈을 잘 뜨지 못하게 된다. 심한 경우 시력장애를 유발할 수도 있다.

선천성 안검내반은 어릴 때부터 아래 눈꺼풀의 내측이나 전체가 안구 쪽으로 구부러진 것으로 매우 드물 뿐만 아니라 성장하면서 저절로 호전되는 경우가 대부분이다. 후천성 안검내반은 노인성으로 오는 경우가 대부분인데, 피부 섬유성 탄력조직의 이완과 아래 눈꺼풀 당김근이 떨어지거나 늘어나면서 발생한다. 노인성 안검내반은 안검성형술로 교정이 가능하다.

어린이들의 덧눈꺼풀은 심하지 않을 경우 크면서 호전이 되기도 하지만 대부분 수술로 치료를 해주어야 한다. 덧눈꺼풀 수술은 주름진 피부를 잘라서 눈썹이 밖으로 나오도록 하는 수술이다. 눈썹 아래를 절개하기 때문에 흉터에 대해서는 크게 염려하지 않아도 된다.

안검외반(눈꺼풀 겉말림)

안검외반은 눈꺼풀이 밖으로 뒤집어져서 까만 눈동자가 많이 보이게 되는 질환이다. 외상으로 인한 흉터, 안면 신경마비 등에 의해 주로 발생한다. 눈을 감아도 까만 눈동자와 흰자위가 노출되기 때문에 눈이 건조해져서 까만 눈동자에 상처가 생기고, 아프게 된다. 심하지 않으면 눈동자를 보호하는 안약과 연고로 치료하고, 심한 경우에는 눈꺼풀 수술로 교정한다.

토안(눈이 완전히 감기지 않는 경우)

눈이 완전히 감기지 않는 경우를 토안이라고 한다. 윗눈꺼풀이 안 감기는 경우는 대개 신경외과 수술 후 또는 안면 신경마비가 있는 경우 안검외반과 함께 동반된다. 보통 6개월 정도의 경과를 보면서 증세가 호전되지 않고 까만 눈동자에 상처가 심할 경우 눈꺼풀 속에 금을 삽입함으로써 그 무게로 눈이 감기도록 하는 수술법이 쓰인다.

때로는 각막이 손상되지 않도록 인공눈물연고를 사용하거나, 눈꺼풀을 봉합하여 눈동자를 보호하는 방법을 사용하기도 한다.

안와염증

눈꺼풀이 심할 정도로 빨갛게 붓고 눈을 뜨지 못한다면, 안와염증에 의한 경우가 많다. 어린이의 안와염증은 축농증에 의한 것이 대부분이다. 안와염증이 심할 경우 뇌 속으로 염증이 이동하면서 아주 심각해질 수도 있기 때문에 가능한 한 빨리 입원 치료를 받아야 한다.

성인은 심한 축농증이 원인인 경우도 있지만 대부분 당뇨 환자처럼 건강상태가 나빠서 몸의 면역이 떨어진 경우에 발생한다. 치료 경과가 좋지 않으므로 즉각적인 치료가 필요하다.

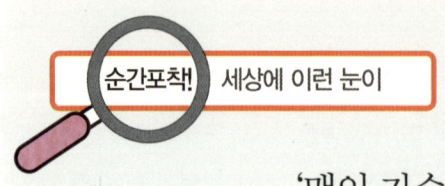

'맹인 가수' 2

'시력 상실'이라는 크나큰 아픔을 불굴의 의지로 극복하고 오히려 더 큰 재능을 살려낸 '맹인 가수'라고 하면 대부분 미국의 스티비 원더를 떠올리겠지만, 그에 못지않은 큰 감동을 안겨준 한국의 맹인 가수가 있다. 그는 바로 '틴틴 파이브' 출신의 이동우다.

최근 MBC의 '무한도전'에서 방영한 '토요일 토요일은 가수다' 덕분에 1990년대 음악들이 새삼스레 주목받고 있다. 이동우 역시 한국 가요의 중흥기라 불리던 바로 그 시대에 '틴틴파이브'라는 그룹으로 대단한 인기를 누렸던 가수 겸 코미디언이었다. 틴틴파이브는 오늘날 세계 10대 엔터테인먼트 회사 중 하나로 꼽히는 'SM'에서 표인봉, 홍록기 등 5명의 개그맨들을 하나로 묶어낸 '비밀병기'였다.

하지만 화려한 스포트라이트는 잠시였고, 그는 2004년부터 줄곧, 길고긴 어둠의 길을 걸어야만 했다. '망막색소변성증' 때문이었다. 망막색소변성증은 시야가 점점 좁아지다가 자칫하면 실명을 하게 될 수도 있는 희귀성 질환의 하나다. 2004년에 진단을 받고 2010년에는 결국 실명 판정을 받았다. 환호와 스포트라이트 대신 좌절과 어둠의 세계가 그의 앞날에 들어섰다. 게다가 그의 아내는 그 무렵 뇌종양 판정을 받았고, 결국 왼쪽 청력을 잃었다.

언젠가 이동우는 한 방송에서 결국은 시력을 잃을 수밖에 없다는 걸 알고 있으면서도 아무것도 할 수 없었던 그때의 심정을 마치 "사형수가 된 것 같은 기분이었다."고 고백했다. 그리고 "소원이 있다면 단 5분만이라도 딸 지우의 얼굴을 보는 것이다." 라고 말해 시청자들의 눈시울을 붉게 만들기도 했다.

이동우는 하지만, 그 어둠의 터널에 빠져 허우적거리는 대신 자신의 재능을 다시 갈고 닦는 쪽으로 힘을 쏟았고, 각고의 노력 끝에 그는 '재즈 보컬리스트'로서 새로운 길을 가고 있다. '슈퍼맨 프로젝트'를 통해 첫 재즈 정규 앨범 '스마일'

을 발매했으며 창작극 '내 마음의 슈퍼맨'을 무대에 올리기도 했다. 이동우는 이처럼 많은 이들에게 희망의 메시지를 전한 공로를 인정받아 2015년 초에 '장애인 예술가상'을 수상하기도 했다.
이동우가 처음 '망막색소변성증' 진단을 받은 것은 결혼을 하고 막 100일이 지날 때쯤이었다. 누구보다 행복해야 할 시점에 청천벽력 같은 소식을 들은 것이다. 그때 천안에 사는 한 남성이 눈을 기증하겠다고 나섰다. 기쁜 마음으로 한달음에 천안까지 달려갔지만 그는 빈손으로 돌아오고 말았다. 당시 수많은 사람들이 그에게 물었다. 왜 그냥 돌아왔느냐고. 그때 이동우는 낮은 목소리로 답했다.
"저는 이미 눈을 받은 거나 마찬가지입니다. 그분은 제게 세상을 보는 눈을 주셨기 때문입니다."
이동우에게 눈을 기증하겠다는 남성은 사지를 전혀 쓰지 못하는 '근육병' 환자였다. 성한 곳은 오직 하나 눈밖에 없었는데, 그걸 주겠다고 했던 것이다.
"나는 하나를 잃고 나머지 아홉을 가지고 있는 사람인데, 그분은 남은 하나마저 주려고 합니다. 어떻게 그걸 달라고 할 수 있겠습니까?"

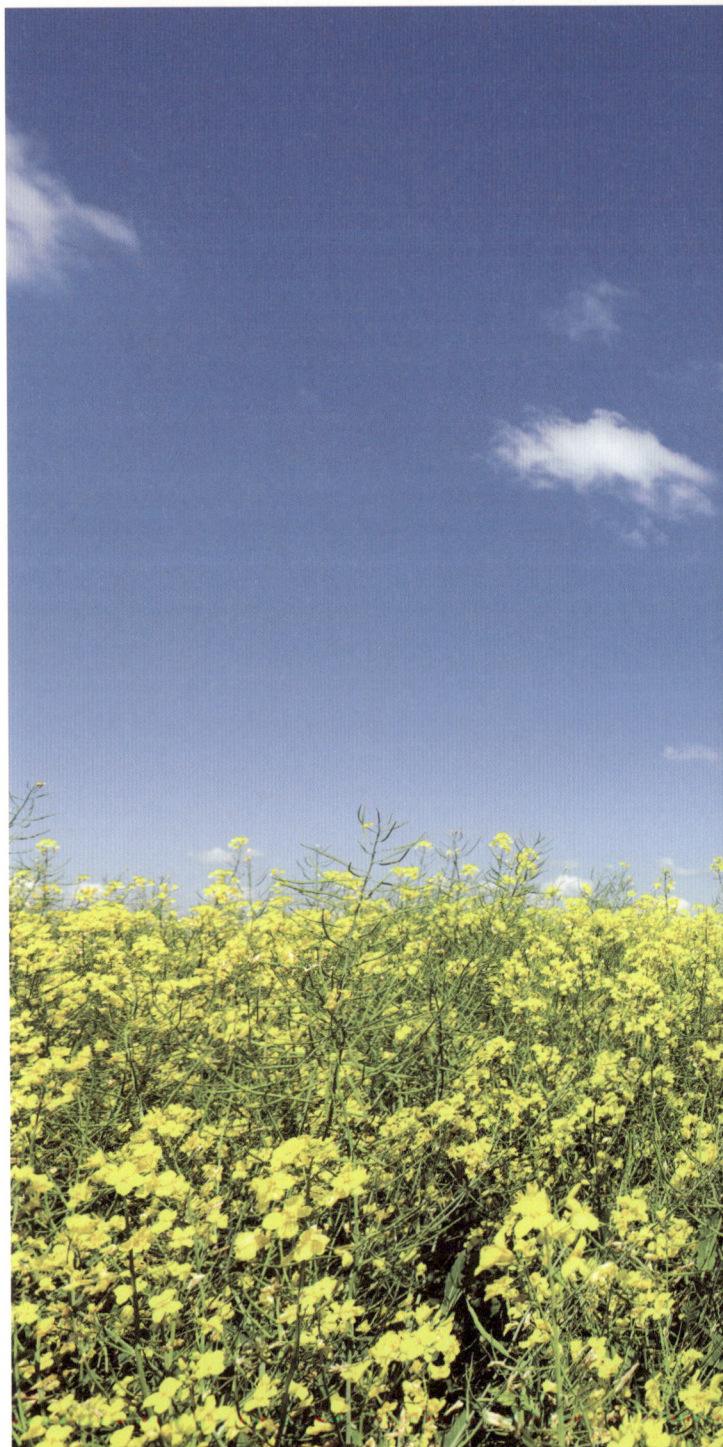

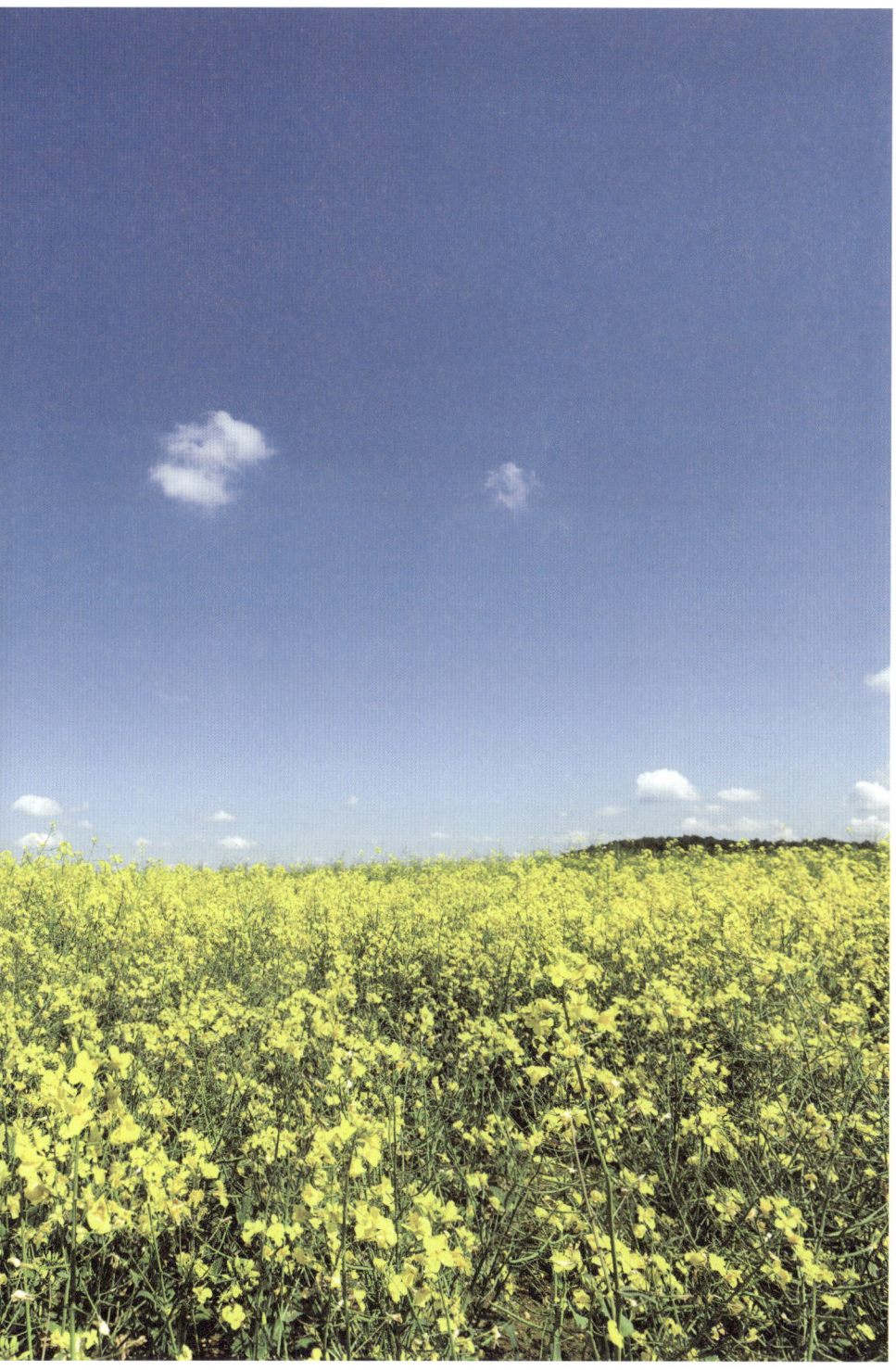

너무나 익숙해서 잘 알고 있는 것 같은데 막상 '그게 뭐냐?'고 누가 물으면 대답하기 어려운 것들이 간혹 있다. 라식이나 라섹도 그런 것 같다. 하도 여기저기서 많이 들어본 용어라서 잘 알고 있는 것처럼 생각이 들지만 사실은 '시력을 교정해주는 수술' 이상의 내용을 알고 있는 사람은 많지 않다.
라식 즉 레이저 각막 절삭 성형술은 한마디로 정리하면 '각막절편을 만든 후 각막 실질에 레이저를 조사하여 각막을 절삭함으로써 시력을 교정하는 수술'이다. 영어로는 'laser in-situ keratomileusis'이라고 쓰고, 그 약자를 따서 라식이라고 부른다.
반면에 라식과 비슷한 라섹 즉 '레이저 각막상피 절삭 성형술'은 영어로 'laser assisted sub-epithelial keratomileusis'이라고 쓰고 그 약자를 따서 라섹이라고 부른다. 한마디로 정리하면 '희석된 알코올을 사용하여 각막상피편을 만든 후 각막 실질에 레이저를 조사하여 각막을 절삭함으로써 시력을 교정하는 수술'이라 할 수 있다.
라식센터는 바로 이런 라식과 라섹을 중심으로, 스마일라식, 안내삽입콘택트렌즈(ICL, Implantable Contact Lens), 노안시력교정 등의 각종 '시력 교정 프로그램'을 담당한다.

제4부

밝은 세상을 열어주는 새로운 기술

라식센터 – 임태형 라식센터장
정규형 이사장
최기용 진료원장
조범진 진료원장

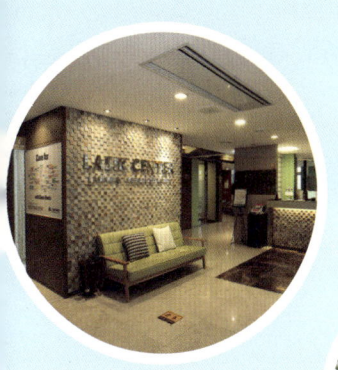
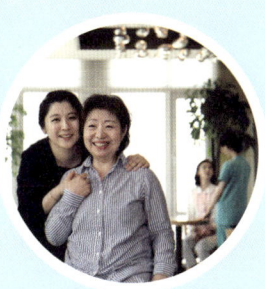
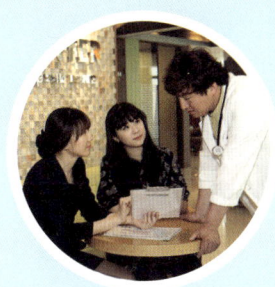

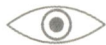

안과 선생님이 아직도
안경을 쓰고 계시네요?

 언젠가 라식 상담을 받으러 온 분이 이런 질문을 한 적이 있다.
 "서울 강남에 있는 어떤 안과의원은 선생님들이 몽땅 라식 수술을 받고 안경을 벗었다고 하던데……. 한길안과병원 선생님들은 아직도 안경을 끼고 있는 분들이 있네요?"
 더 이상 구체적인 이야기는 하지 않았지만, 내심으로는 '안경을 끼고 있는 안과 의사 선생님의 라식 실력을 믿어도 될까? 정말 실력 있는 병원이라면, 적어도 의사 선생님들은 스스로 수술을 받고 안경을 벗어야 되는 거 아닌가?' 하는 의문을 품고 있었으리라.
 사실은 그날 상담을 받으러 온 분 말고도 종종 그런 질문을 하는 분들이 있다. 어쩌면 대놓고 말을 안 해서 그렇지, 똑같은 의문을 품고 있는 분들이 없지는 않을 것이다. 이런 분들에게는 '흑묘백묘' 이야기를 꼭 한 번 들려드리고 싶다.
 오늘날 세계경제를 쥐락펴락하고 있는 중국의 경제성장을 이끈 덩샤오핑[鄧小平]의 개혁개방 정책은 흑묘백묘(黑猫白猫)라는 말로 대변이 된다. 흑묘백묘란 한마디로 검은 고양이든 흰 고양이든 쥐만 잘 잡으면 된다는 뜻으로, 자본주의든 사회주의든 상관없이 중국 인민을 잘 살게 하면 그것이 제일이라는 뜻을 담고 있다.

다시 말해 '수단'이 무엇이 되었건 간에 목적을 이룰 수 있으면 된다는 것이다. 지금도 중국은 '흑묘백묘'에 입각한 '실용적인' 정신으로 사회주의와 자본주의를 적절히 섞은 정책을 펴고 있고, 어느새 세계 제2의 경제대국으로 자리를 잡았다.

환자들이 안과 병원을 찾는 목적은 맑고 밝은 세상을 되찾는 것이다. 즉 안과 의사의 존재 이유는 '안경을 벗겨주는 것'이 아니라 '맑고 밝은 세상'을 되돌려주는 것이다. 그러기 위해서 때로는 라식이나 라섹 수술이 필요할 수도 있고, 때로는 그냥 안경이나 콘택트렌즈로도 충분할 수 있다. 수술과 안경은, 덩샤오핑 식으로 말하자면 흰고양이와 검은고양이다.

조금 거칠게 표현하자면, 모든 의사선생님이 수술을 받고 안경을 벗었다고 하는 것은 일종의 '퍼포먼스' 즉 '우리 병원은 수술 실력이 이만큼 뛰어나다'는 것을 보여주는 '마케팅'의 하나일 뿐이다. 안과를 찾는 환자들에게는 그럴듯해 보이겠지만, 진짜 전문가들은 '검은고양이'와 '흰고양이'를 굳이 구분하지 않는다. 안과 의사 역시 '환자'의 입장에서 자신을 진단해보고, 필요할 경우에는 수술을 하고 필요하지 않다면 안경을 택하는 것일 뿐이다.

여기서 잠깐 한길안과병원의 설립자인 정규형 박사의 사례를 소개해보자. 30여 년 전 부평에서 '정안과의원'으로 문을 열었던 정 박사는, '라식'이 우리 땅에 소개되기 전부터 '굴절 교정 레이저 각막 절제술'(PRK, 속칭 엑시머 레이저 수술)의 권위자였다. 또한 부평 지역뿐 아니라 전국에서 가장 먼저 라식과 라섹 수술을 도입한 선구자이기도 하다. 그리고 30여 년의 세월이 흐른 지금, 그는 또한 책이나 신문을 볼 때면 돋보기 안경을 꺼내 써야 하는 '노안'의 소유자이기도 하다.

하지만 그는 '아직' 라식 수술을 받지 않고 있다. 돋보기안경이 편안한 것만은 아닌데도 아직 수술을 받지 않은 이유는 뭘까? 정규형 박사가 '아직도' 안경을 끼고 있는 이유 즉 '라식 수술'을 받지 않은 이유는 바로 '백내장 수술'을 염두에 두고 있기 때문이다.

라식이나 라섹은 기본적으로 레이저로 중심부 각막을 깎아냄으로써 근시를 줄이는 수술이다. 다시 말해 수정체나 망막, 홍채에 아무런 영향을 주지 않고 각막만 깎아내는 것이다. 반면에 백내장 수술은 인공수정체라는 인위적인 눈속 렌즈를 삽입하는 것으로 각막과 수정체, 후낭 등에 모두 영향을 줄 수밖에 없다. 그런데 라식이나 라섹 수술을 받은 사람은 각막 굴절값이 일반인들과 크게 달라지면서 인공수정체를 결정하는 데 있어 오차가 발생할 확률이 크다.

특히 이런 오차는 대부분 근시가 아닌 원시 쪽으로 가는 경우가 많다. 이 때문에 조만간 백내장 수술을 받을 가능성이 있는 환자의 경우에는 라식·라섹 수술을 하지 않고, 백내장 수술을 할 때까지 기다리는 것이 원칙이다.

이 정도면 정 박사가 왜 '아직도' 안경을 끼고 있는지 궁금증이 풀릴 수 있을 것 같다.

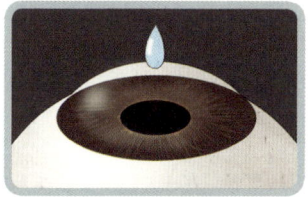

과정 1 수술 전 점안 마취제를 눈에 넣어줍니다.

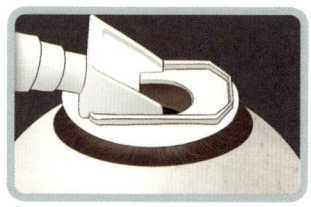

과정 2 미세각막절개도를 이용하여 각막절편을 만듭니다.

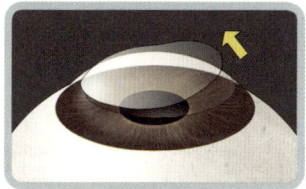

과정 3 각막절편을 젖혀 레이저 시술이 가능하도록 합니다.

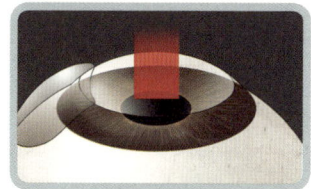

과정 4 레이저를 조사하여 굴절이상을 교정합니다.

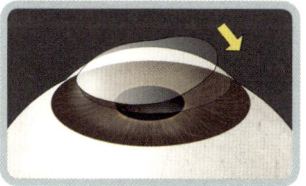

과정 5 벗겨낸 각막절편을 다시 덮어줍니다.

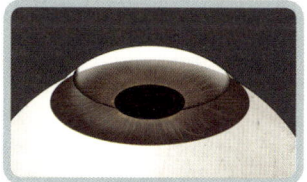

과정 6 각막은 자연적으로 유착되기 때문에 봉합할 필요가 없습니다.

라식 수술 장면

라식으로 노안을 교정할 수 있을까?

 그렇다면 정 박사와 같은 노안도 라식으로 교정할 수 있다는 얘기인가? 일반적으로 라식은 근시를 교정하는 수술로 알려져 있지만, 의학 기술의 발달과 더불어 원시 교정도 충분히 가능하게 되었다.

 특히 지난 2011년에 국내에 도입된 LBV(Laser Blended Vision) 노안 라식수술은 특수 레이저로 각막을 절삭함으로써 원거리와 근거리는 물론 중간거리까지 모든 거리를 잘 볼 수 있게 해줄 뿐 아니라 짝눈으로 인한 어지럼증도 해소시켜 준다.

 사람의 눈은 대개 40대가 되면서부터 차츰 독서를 하거나 신문을 볼 때 침침해지고 가까운 곳과 먼 곳을 교대로 주시할 경우 금세 초점을 맞추기가 어려워진다. 굴절력을 증가시키는 모양체 근육과 수정체 조절력 기능의 저하로 가까이에 있는 물체에 초점을 맞추는 능력이 떨어지기 때문이다. 이와 같은 노안은 일부 사람에게 나타나는 특수 질환이 아니라 나이가 들면 누구나 겪게 되는 일종의 퇴행성 질환이다.

그런데 요즘은 환경의 영향 때문인지 퇴행성 질환과 상관없이 젊은 나이에 노안 때문에 고생하는 분들이 많다.

몇 년 전 일이다. 40대 초반의 남자가 진료실에 들어섰다. 노안을 교정할 수 있느냐는 상담을 받으러 온 L이었다. 사연을 들어보니 나름 절박한 심정으로 병원을 찾아온 것이었다.

L은 먹고 살기가 바빠서 이리저리 뛰어다니다 보니 결혼이 늦었고, 덕분에 아이도 늦게 낳았다. 이른바 늦둥이를 얻은 것이다. 이미 나이는 40대 초반을 넘어서고 있는데 아이는 이제야 유치원을 다니고 있는 상태였다. 그런데 어쩌다 아빠가 유치원을 따라가게 되면 아이가 별로 반가워하지를 않았다. 다른 친구들의 엄마나 아빠보다 자신의 아빠가 유독 나이가 많이 들어보이기 때문이었다. 게다가 '노안' 때문에 유치원에서 나눠주는 프린트물을 보려면 어쩔 수 없이 돋보기안경을 꺼내 써야 되는데, 그것도 신경이 쓰였다.

상담 후에 L에게 'MEL 90 LBV(Laser Blended Vision)' 노안교정 수술을 권했다. 돋보기는 이미 방법이 아니라는 결론을 내린 터였고, 다초점 안경, 다초점 렌즈 역시 L에게는 답이 아니었기 때문에 수술을 권한 것이다.

한쪽 눈은 원거리, 다른 쪽 눈은 근거리를 볼 수 있도록 두 눈을 차이 나게 만드는 모노비전(monovision) 노안교정수술법도 여러 군데서 시도됐지만 원거리, 근거리, 중간거리를 동시에 잘 볼 수 있게 하는 데에는 한계가 있고, 어지러움을 느끼게 되는 단점이 있었다.

반면에 MEL 90 LBV 노안교정수술은 이러한 단점을 해결한 새로운 수술법이라 할 수 있다.

사진기의 조리개를 좁혀서 찍으면 사물의 거리에 상관없이 초점거리와 전후방이 모두 선명하게 보이게 된다. MEL 90 LBV 노안교정수술은 이러한 성질을 이용하는 수술법이다. 즉 각막을 엑시머레이저로 깎아 다양한 거리에서 비춰지는 광선이 각막의 일부분을 통해 모두 망막에 상을 맺을 수 있도록 함으로써 모든 영역을 잘 볼 수 있게 해주는 것이다.

수술 후 L은 '이제 마음 놓고 유치원에 갈 수 있게 되었다'며 가장 먼저 아이에게 전화를 걸어서 수술의 성공을 알렸다.

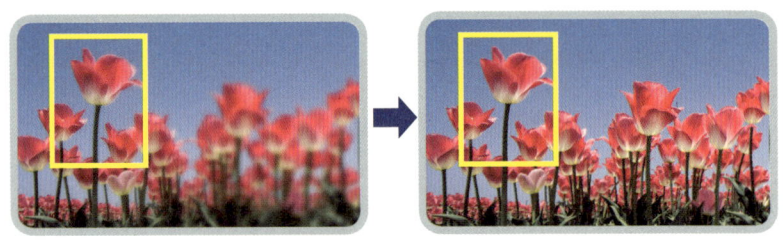

초점심도를 깊게 유지해 주면서
모든 영역을 잘 볼 수 있게 해준다.

수정체와 모양체, 그리고 조절력

* **수정체** : 탄력성 있는 볼록렌즈 모양의 투명한 조직. 수정체의 두께에 따라 빛이 굴절되는 정도가 결정되기 때문에 물체의 상이 망막에 정확하게 맺힐 수 있도록 하는 데 중요한 역할을 한다.
* **모양체** : 수정체와 연결되어 있으면서 수축과 이완을 통해 수정체의 두께를 조절한다.
* **조절력** : 가까운 곳을 볼 때는 수정체가 모양체 근육과 함께 두께를 조절하는데, 이를 조절해내는 힘을 조절력이라고 한다.

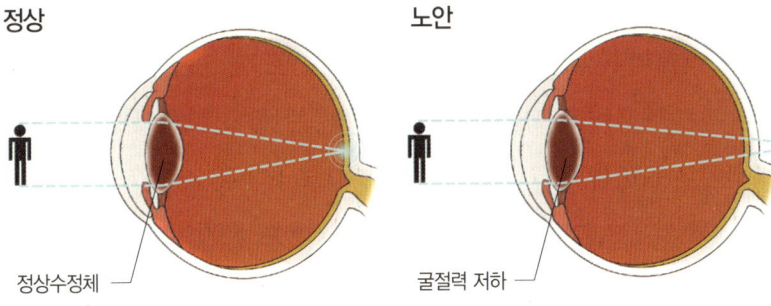

일반적으로 다음과 같은 증상이 나타나면 노안이라고 본다.

- 근거리(약 25~30cm) 작업이 어렵다.
- 먼 것과 가까운 것을 교대로 볼 때 전환이 늦어지는 증상이 있다.
- 책을 읽을 때 눈이 피로하고 머리가 아프다.
- 시야가 흐리고 불쾌감 등이 느껴진다.

- 조명이 어두우면 증상이 더욱 악화된다.

물론 노안을 가진 모든 사람이 노안교정술을 받을 필요는 없다. 하지만 노안 때문에 생활이 불편하다면, 노안 그 자체가 문제가 아닌 경우도 있을 수 있으므로 일단 병원을 찾아 상담을 해보는 것이 좋다. 특히 다음과 같은 경우에는 적극적으로 노안교정술을 권할 만하다.

- 백내장 수술 후 돋보기 착용을 원하지 않거나 직업상 안경 착용이 어려운 경우.
- 등산, 낚시, 골프, 여행 등 일상 활동 중에 돋보기를 쓰고 벗기가 매우 불편한 경우.
- 사업 등으로 인해 사람을 만날 일이 많고 이미지 관리가 필요한 경우.
- 엔지니어 등 가까운 곳을 많이 보는 전문직에 종사하는 경우.
- 돋보기나 다초점 안경을 쓰면 어지러워서 견디기 어려운 경우.

라식 & 라섹,
내게 맞는 수술법은?

앞에서도 잠시 소개했지만, 라식은 기존의 굴절 교정 레이저 각막절제술(엑시머 레이저 수술)의 단점을 보완하기 위해 개발된 수술법이다. 라식 이전에 널리 쓰이던 엑시머 레이저 수술은 수술 후 심한 통증 및 절삭 부위의 혼탁에다 시력 회복 기간이 3개월 정도로 길다는 것이 단점으로 꼽혀왔다.

라식은 레이저로 상피 및 각막 앞부분을 분리하여 절편을 만들어 젖힌 다음 각막을 절삭하고 다시 각막절편을 덮어줌으로써 엑시머 레이저의 최대 단점이라 할 수 있는 통증 및 각막 혼탁을 줄이고, 시력 회복 기간을 단축시켰다.

이외에도 라식의 장점은 적지 않다. 우선, 수술 후 통증이 극히 적고 편안할 뿐만 아니라 보우만막(각막조직)이 보호되므로 각막혼탁 현상, 근시의 재발 등이 거의 없다. 또 엑시머레이저보다 회복 기간이 짧고, 양쪽 눈을 동시에 수술할 수 있으며, 수술 다음 날부터 시력이 회복되므로 일상생활에 지장이 거의 없다. 중등도 · 고도근시에서도 정확한 수술이 가능하며 만약의 경우 재수술을 하기가 쉽다는 것도 빼놓을 수 없는 장점이다.

하지만 이런 우수성에도 불구하고, 모든 사람이 라식을 받을 수 있는 것은 아니다. '각막을 절삭' 하는 수술이기 때문에 아래의 경우처럼 '각막의 조건'이 맞지 않는 사람은 본인이 원한다 해도 라식 수술을 받을 수가 없다.

1. 눈이 지나치게 작아 라식수술에 필요한 각막절삭기를 사용할 수 없는 사람.
2. 근시 정도에 비해 각막의 두께가 너무 얇은 사람.
3. 각막의 모양이 심하게 볼록하거나 혹은 편평한 모양을 하고 있는 사람.
4. 격투기나 권투 등 눈에 직접 손상을 받을 우려가 있는 격렬한 육체적 운동을 취미 또는 직업으로 하는 사람.
5. 심한 안구건조증 또는 불빛 번짐 등으로 눈이 민감한 사람.

라섹은 바로 이와 같은 사람들을 위한 새로운 대안으로 개발된 수술법이라 할 수 있다.

1999년 이탈리아의 안과 의사 마시모 카멜린(Massimo Camellin)

에 의해 개발된 라섹은 희석된 알코올을 이용하여 얇은 각막상피편을 만들어 젖힌 후, 라식 수술과 같이 각막 실질에 레이저를 조사하여 각막을 절삭함으로써 시력을 교정하는 수술이다. 라식에 비해 각막절편에 의한 합병증, 즉 각막편 주름, 상피눈속증식, 불규칙 절편 등이 없으며, 물리적 충격에 강하다는 장점이 있다. 또 수술 후 라식 수술에 비해 안구건조증이 적고, 회복이 빠른 것도 장점이다.

라식과 마찬가지로 주로 근시 교정에 많이 사용되지만 원시 및 노안의 교정에도 사용이 늘어나고 있으며, 난시축을 따라 각막을 절삭함으로써 난시의 교정에도 사용할 수 있다.

라섹의 장점을 간단하게 정리하면 대략 다음과 같다.

- 각막이 얇은 사람도 수술이 가능하다.
- 수술 후 안구 건조증이 라식보다 덜하다.
- 수술 부위의 안정성이 높아서 격렬한 운동을 하는 사람도 걱정할 필요가 없다.
- 라식에 비해 상대적으로 수술 대상자의 폭이 넓다.

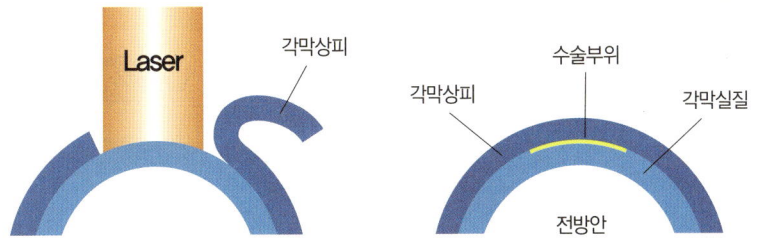

01 멸균수술포를 덮고 수술 대기중입니다. 이때 안검 개폐기로 눈을 벌려줍니다.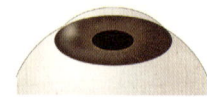

02 마취 안약을 점안하여 표면마취를 합니다. 수술 중의 통증은 전혀 없으며 안검 개폐기가 눈을 벌려주므로 편안합니다.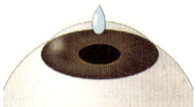

03 분리해낼 상피세포의 두께(60~70㎛)만큼 원형기구로 덮습니다.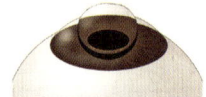

04 상피세포를 분리하기 전에 20% 알코올용액을 점안합니다.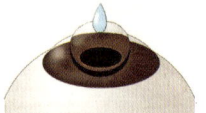

05 기구를 이용하여 상피세포를 하부와 분리시켜 둡니다.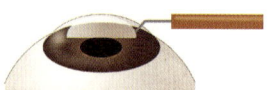

06 레이저로 조사하여 시력을 교정합니다.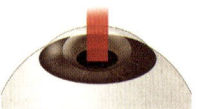

07 레이저 조사 후 잔유물을 세척한 후 상피세포를 원위치로 덮습니다.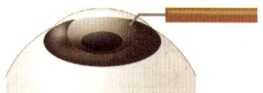

08 수술 부위의 완전한 회복과 보호를 위해 특수 렌즈를 부착시킵니다.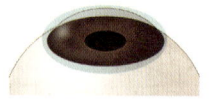

다시 한 번 라식과 라섹의 차이점을 정리해보자.

라식과 라섹은 모두 볼록한 모양의 각막을 근시나 난시 도수만큼 레이저로 깎아내어 시력을 교정하는 수술이다. 하지만 다음과 같은 점에서 차이가 난다.

수술법

라식은 각막의 실질(몸통)을 얇게 잘라서 젖혀놓고 노출된 각막을 깎은 다음 젖혀놓은 각막절편을 다시 제자리로 덮는 수술법이다. 반면에 라섹은 각막을 자르지 않고 각막 표면의 상피세포만 벗겨서 각막을 깎은 뒤 다시 벗겨냈던 상피를 덮어주는 수술법이다.

장점

라식의 최대 장점은 수술 후 회복이 빠르고 통증이 없다는 것이다. 수술 다음 날부터 일상생활이 가능하고 1주일이 지나면 대부분의 일상생활에 지장이 없다. 3개월이 지나면 완전히 회복된다.

반면에 라섹은 수술 후의 안구건조증과 충격에 강하다는 것이 장점이다. 또한 각막의 두께가 얇거나 근시 혹은 난시가 심해 각막의 절삭량이 많은 경우에도 수술이 가능하다. 잔여 각막을 훨씬 더 많이 남길 수 있고 각막절편을 만들지 않기 때문에 부작용도 적다.

노안교정수술 체험기

맹인이 개안을 한 듯한 기쁨

방현수(가명, 남자, 44세)

월간 잡지에서나 본 듯한 우연한 기회가 나에게 주어졌다.
평소 지독한 난시와 근시 때문에 안경이 없으면 10m 앞에 있는 사람의 이목구비조차 구별되지 않고 형체만이 뿌옇게 보였는데……. 이런 나도 라식이나 라섹이 가능할까 하고 많이 망설였다. 그런데 수술과 동시에 맹인이 개안 수술을 한 듯한 효과가 나에게 생긴 것이다.
겨울철 실내에 들어섰을 때 안경에 서리던 김에서 해방되었고, 덕분에 공중목욕탕에서도 자유로움을 얻었다. 자다가 눈을 떴을 때 보이는 우리 방 천장의 정겨움도 새삼 알게 되었다.
이 모든 것들이 25년 만의 일인 듯하다. 내 경험에 비춰볼 때, 수술을 생각하거나 망설이고 계신 분이라면 하루라도 빨리 하는 게 좋을 듯하다. 개개인의 편차가 있기는 하겠지만, 나는 수술 결과에 만족하고 있기 때문이다.

서둘러서 수술을 할 걸……

홍영순(가명, 여자, 52세)

나는 원거리, 근거리가 다 잘 안 보여서 라식을 하게 되었다. 운동을 좋아하는 나는 땀을 많이 흘려 안경이 자꾸만 내려앉는 등 불편한 게 한두 가지가 아니었기 때문이다.
오랜 고민 끝에 수술을 하고 나서 안경을 안 쓰니까 날아갈 것만 같다. 아직은 어색한 면이 조금은 있지만 운동할 때 불편함은 거의 없을 정도다. 조금 더 서둘러서 수술을 하지 않은 것이 후회된다.

가족 모두 라식 수술을 받고 안경에서 해방

전영미(가명, 여자 49세)

안경을 쓰고 지낸 세월이 15년이 넘었다. 그러다 가족의 권유로 LBV 노안시술을 받았다. 처음엔 조금 통증이 있었는데, 점점 앞이 제대로 보이기 시작했다. 아침에 일어나 안경을 찾지 않아도 되니 정말 좋다. 아직 완전한 것은 아니지만 결과는 뭐라 할 수 없이 좋다.

우리 가족은 모두 라식 수술을 받았다. 우리 아들, 딸도 라식 수술 후 안경에서 벗어났다. 덕분에 여름이나 겨울이나 안경에 대한 불편이 모두 사라진 것 같다. 그래서 온 가족이 다 좋아한다.

통증도 없는 시술이니까 필요하신 분들은 망설이지 말고 라식 수술을 받고 밝은 눈으로 남은 삶을 살면 좋겠다.

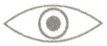

웃으면서 병원문을 나서는
스마일 시력교정술

안과 의학의 눈부신 발전에 따라 라식이나 라섹은 이제 거의 100퍼센트에 가까운 수술 성공률을 자랑한다. 하지만 아쉽게도 환자의 만족도는 100퍼센트에 미치지 못한다. 환자 개개인의 상황에 따라 만족도가 달라지기도 하지만, 어떤 형태로든 각막에 충격을 주기 때문에 크든 작든 통증이나 부작용이 있을 수 있고, 일정 기간 동안의 회복기가 꼭 필요하다. 뿐만 아니라 수술을 아예 해줄 수 없는 환자군도 있다.

그런데 최근에는 라식과 라섹의 부작용을 줄이고, 그동안 수술을 할 수 없었던 환자들까지 수술을 받을 수 있게 만든 획기적인 수술법이 개발되었다. 독일에서 개발된 스마일(Smile, Small Incision Lenticule Extraction) 시력교정수술이 바로 그 주인공이다.

레이저를 이용해 각막 표면 안쪽의 실질을 깎아 굴절이상을 교정하는 스마일 시력교정술은 각막 절편을 생성하는 대신 정교한 비쥬

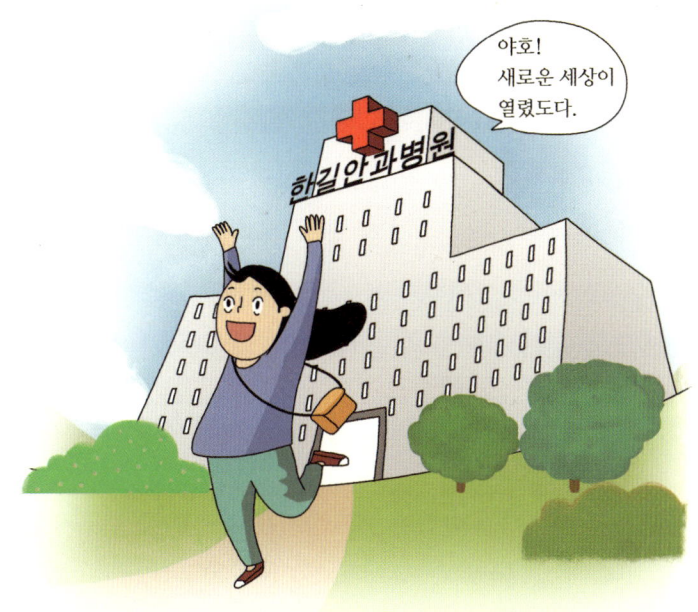

　맥스(VisuMax) 펨토세컨드레이저를 통해 각막 내부에 교정이 필요한 실질 부위를 각막의 교정량만큼 작은 렌즈 모양으로 정확히 절개한 후 최소한의 각막 절개창을 통해 절제된 부위를 분리한다. 엑시머 레이저를 사용했던 기존 수술에 비해 주변 조직의 손상이 적고 정확성이 뛰어나며, 근시퇴행이나 충혈, 안구건조증과 같은 부작용 위험을 획기적으로 줄였다. 또한 회복 기간이 거의 필요하지 않아서 수술 다음 날 바로 세안이나 화장, 목욕이 가능하다.

　스마일 라식 덕분에 웃음을 되찾은 사람이 적지 않지만 특히 기억에 많이 남는 환자는 심한 아벨리노 각막이상증으로 고생하던 50대 여성 환자 K다.

근시와 노안을 동시에 가지고 있던 그녀는 '노안시력교정' 상담을 받기 위해 내원을 했다. 그런데 상담을 마치고 수술 전 검사를 해보니 '아벨리노 각막이상증'이 매우 심한 상태였다.

혹 라식이나 라섹 때문에 검사를 받아본 사람이라면 이름을 들어봤을 수도 있겠지만, 일반에게는 다소 생소한 '아벨리노 각막이상증'은 시력교정술 전 검사에 반드시 포함되는 질환이다. 각막에 충격을 받으면 자칫 실명을 할 수도 있기 때문이다. 당연한 얘기지만 아벨리노 환자의 경우에는 라식이든 라섹이든 수술을 해줄 수가 없다.

아벨리노 각막이상증은 유전성 안구질환으로 부모 중 한 명이 관련 유전자를 보유했을 경우 자녀에게는 50%의 확률로 나타난다. 보통 10세 이후 각막에 작은 흰 점이 나타나기 시작하는데, 시간이 지나면서 점의 크기나 개수가 늘어나고 70세 이후에는 각막의 혼탁으로 인한 시력 손상이 나타난다.

만일 아벨리노 각막이상증 환자가 라식이나 라섹 수술로 각막에 상처를 입게 되면 증상이 빠르게 진행되면서 수년 내에 시력의 손상이 나타나고 결국 실명으로 이어지게 된다. 더욱 안타까운 것은 아직 완치될 수 있는 방법을 발견하지 못한 질환이라는 점이다.

K의 경우에는 연령대로 보나 질환의 진행 상태로 보아서 라식이나 라섹 수술은 도저히 불가능한 상태였다. 자칫 실명의 위기까지 우려되는 상황이었으니, 아벨리노의 치료가 무엇보다 급한 상태였다.

하지만 K는 절박한 심정을 토로했다. 근시와 원시가 모두 있기 때문에 생활이 불편한 것은 물론 집안일을 하기도 힘들고, 간간이 나가는 아르바이트도 할 수 없다는 것이다. 당시 그녀의 시력은 0.1 이하였다. 근시와 원시용 안경을 번갈아 가면서 써야 했으니, 얼마나 생활이 불편할지 불을 보듯 뻔했다.

이럴 경우 '각막 이식' 이외에는 별다른 방법이 없다. 하지만 각막 이식도 쉬운 일은 아니다. 일단 K에게 새로운 각막이 주어질 확률이 높지 않은데다, 수술 과정이나 비용도 그리 만만한 것이 아니기 때문이다.

고민 끝에 릴렉스 스마일 시력교정술을 해보기로 했다. 당시만 해도 도입된 지 오래되지 않은 최신 수술 기법으로 K와 같은 환자에게 직접 시술을 해본 적이 없었기 때문에 선뜻 결정을 내리기가 어려웠지만, 워낙 K의 열망이 컸기 때문에 시도를 해보기로 한 것이다.

일단 수술은 한쪽 눈에만 진행했다. 아벨리노의 특성상 재발 가능성이 있기 때문이었다. 그리고 5년이 지날 때까지 별다른 부작용이 나타나지 않고, 재발이 되지 않는다면 나머지 한쪽 눈도 진행하기로 했다.

그때로부터 3년이 지나 4년째로 접어들고 있다. K의 눈은 다행인지 필연인지 아무런 문제를 일으키지 않고 있다. 그리고 내년쯤에는 나머지 한쪽 눈도 수술을 하겠다며 꿈에 부풀어 있다. 그녀에게 웃음을 되찾아준 스마일 시력교정수술에 감사할 따름이다.

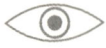

릴렉스 스마일,
어떻게 하는 거지?

릴렉스 스마일 수술의 가장 큰 특징은 수술의 전 과정을 비쥬맥스(VisuMax)라는 딱 하나의 레이저로 한다는 점이다. 기존 라식수술에서는 엑시머레이저(각막을 태우는 레이저)와 펨토세컨레이저(각막절제 레이저)라는 두 가지 종류의 레이저 기기가 필요했지만 스마일은 비쥬맥스 이외의 다른 장비를 쓰지 않기 때문에 환자가 자리를 이동할 필요가 없다. 또한 각막 실질을 절제하는 데까지 걸리는 시간이 도수에 상관없이 단 30초밖에 걸리지 않기 때문에 더욱 편안한 수술이 가능하다.

비쥬맥스는 레이저 기기로 500kHz의 초고속, 낮은 에너지, 작은 스폿 사이즈로 수술 결과를 정확히 예측할 수 있다.

일반적으로 엑시머레이저를 이용한 수술은 0.7mm의 레이저 빔으로 각막을 태워 없애는 반면 차세대 시력교정용 초정밀 펨토세컨레이저(1,000조 분의 1초)는 0.003mm의 레이저 빔으로 각막 실질을 절제하기 때문에 오차 범위가 적을 수밖에 없다. 덕분에 각막 교정량이 많은 고도근시 환자도 안전하게 시술할 수 있다. 또한 여타의 레이저 장비들과 달리 무음, 무취 수술로 편안한 상태에서 수술을 받을 수 있다는 것도 장점이다.

릴렉스 스마일 시력교정술의 장점을 정리해보면 다음과 같다.

1) 하나의 레이저로 원스텝 수술이 가능한 신개념 시력교정수술

릴렉스 스마일은 비쥬맥스 펨토세컨드 레이저 하나로 라식수술의 전 과정을 통합해 수술함으로써 기존 라식수술의 패러다임을 바꾼 새로운 수술방법이다.

－기존 라식수술: 각막절편 제작(마이크로케라톰&펨토세컨드레이저) + 각막실질 교정(엑시머 레이저)

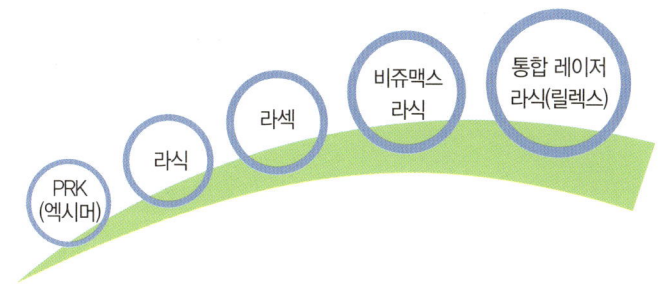

2) 안구추적장치가 필요없는 전자동 안구고정방식

기존 라식수술은 수술 시 환자의 안구를 고정할 수 없어 안구추적

장치로 미세한 움직임을 감지하여 수술을 진행했다. 반면에 릴렉스 수술은 곡면렌즈와 안구의 흔들림을 보정해주는 서포트 시스템을 적용한 자동 안구고정방식으로 수술함으로써 수술의 정확성이 높다.

3) 더 강하고 안전한 각막 형성

기존 라식수술보다 절단면이 40% 적은 만큼 각막의 신경과 감각을 보호할 수 있고, 각막실질을 태워서 깎아내지 않기 때문에 각막 주변 조직의 손상이 적어 더 안전하다.

4) 야간 눈부심과 안구 건조증 최소화

고도근시 환자의 경우에도 각막실질을 원하는 만큼 정확히 절제하기 때문에 야간에도 선명한 시력을 유지할 수 있고, 기존 라식수술 대비 신경 절단면이 적어 안구건조증의 발생을 최소화한다.

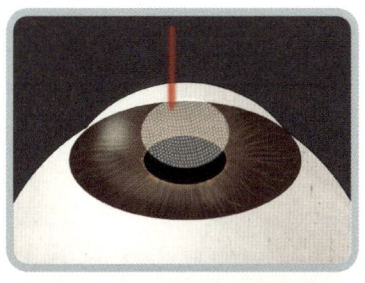

1. 펨토세컨레이저로 시력교정을 위해 교정되어야 할 각막실질을 렌즈 모양으로 만듭니다.

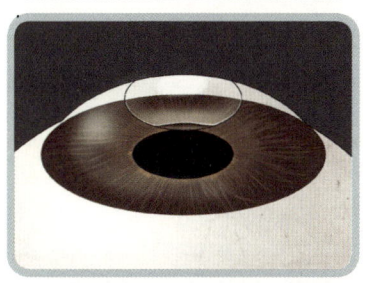

2. 각막실질을 제거하기 위해 각막절편을 만들지 않고 아주 최소한의 각막을 절개합니다.

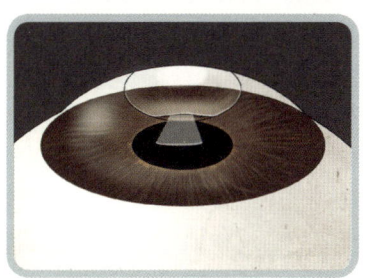

3. 절개된 부분을 통해 굴절 교정량에 맞게 잘린 각막실질을 분리하고 각막실질을 제거하면 수술이 끝납니다.

〈스마일 시력교정술 수술 과정〉

구분	기존 라식	릴렉스 스마일 시력교정술	릴렉스 스마일 시력교정술의 상대적 장점
수술장비	마이크로케라톰 & 펨토세컨드 레이저 + 엑시머레이저	비쥬맥스 레이저	하나의 레이저로 수술 전 과정 가능
시력교정방식	엑시머 레이저로 각막을 태워 시력을 교정	각막실질을 절제함	보다 정확하고 안전한 수술을 받을 수 있음
결과예측도	정확	매우 정확	원하는 교정량만 정확히 절제하여 제거하기 때문에 시력의 정확도가 더 큼
안구추적	안구추적장치의 정확성과 환자의 협조에 따라 수술 결과에 영향을 미침	안구를 자동으로 고정하기 때문에 수술의 정확성이 높음	목표 교정시력이 정확하고 야간시력 개선
레이저 조사시간	고도근시의 경우 1분 이상 소요	근시도수와 상관없이 30초 소요	레이저 조사시간이 짧아 환자가 편안하게 수술을 받을 수 있음
안구건조증	약간 있음	거의 없음	각막 절단면이 적어 안구건조증 최소화
환경에 따른 민감성	약간 있음	거의 없음	수술실의 온습도 및 바람에 레이저가 민감하지 않아 결과가 일정함
야간 눈부심	약간 있음	거의 없음	각막 주변부도 원하는 만큼 정확히 교정해 시력의 질 향상
수술 범위 (optic zone)	목표한 수술 범위(optic zone)보다 상대적으로 적음	정확한 수술 범위 (optic zone) 확보	엑시머레이저로 인한 주변부의 에너지 손실이 없기 때문에 목표한 수술 범위로 정확한 수술이 가능

〈표〉 기존 라식 vs 릴렉스 스마일 시력교정술의 비교

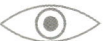

최신 기계, 최신 정보보다
더 중요한 것 '의료진'

 의학 기술의 발전은 상당 부분 의료기기의 발전에 힘입은 바가 크다. 아무리 숙련된 의료진이라도 수준 높은 최신 의료 장비가 없으면 정밀한 수술을 해내기가 어려운 것이 사실이다. 따라서 어떤 병원의 수준을 보려면 일단 그 병원이 구비하고 있는 장비가 어떤 것인지를 살펴보면 된다.

 하지만 아무리 좋은 장비를 갖추고 있어도 그 장비를 운용하는 것은 '의사'라는 사실을 잊어서는 안 된다. 라식-라섹-스마일 수술로 갈수록 기계보다는 사람의 손과 경험이 더욱 중요하기 때문이다. 또한 새로운 장비 못지않게 세계 의학계에서 쏟아지는 최신 정보에 늘 촉각을 곤두세우는 의료진의 존재 역시 때로는 수술의 성패를 가를 만큼 중요한 변수가 되기도 한다.

 앞에서 예로 들었던 여러 가지 사례에서도 알 수 있듯이 '위급한 순간' 혹은 '만약의 순간'을 헤쳐 나가는 것은 '최신 장비'가 아니라 최신 장비를 보유하고 있는 병원의 '숙련된 의료진'의 힘이다.

기계의 발달 덕분에 이제 라식이나 라섹은 웬만한 수련을 쌓은 의사라면 거의 누구나 할 수 있다. 98% 정도는 거의 문제가 없기 때문이다. 하지만 문제는 '2%'다. 수술 중 문제가 생길 경우, 이를 어떻게 처리하느냐 하는 것은 결국 오랜 경험과 평소의 훈련이다.

또한 '눈'과 관련된 모든 분야의 진료 및 검사, 수술이 통합적으로 이루어지는지 여부도 잘 살펴야 한다. '눈'은 겉으로 드러나는 것보다 숨어 있는 부분이 더 많고, 상상할 수도 없는 변수들이 시시각각 튀어나오는 변화무쌍한 인체 기관이다. 따라서 한 부분만 보고 전체를 보지 못하면 자칫 돌이킬 수 없는 오류를 범할 수도 있다. 이 때문에 어떤 분야의 진료를 받으러 왔건 전체적인 안목에서 종합적으로 판단할 수 있는 네트워크 시스템이 중요한 것이다.

바로 앞에서 얘기한 '최신 정보'와 관련해서 매우 재미있는 사례가 한 가지 있다.

과거에 라식 수술과 관련한 소송이 안과 의사들 사이에서 화제가 된 적이 있다. 각막을 너무 많이 깎아서 부작용이 생겼던 것이다.

지금은 널리 알려진 사실이지만, 라식의 단점 중 하나가 바로 각막이 얇을 경우 수술이 어렵다는 것이다. 이 때문에 각막이 얇은 경우에는 라식 대신 라섹을 선택하는 게 당연한 일이다. 하지만 라식 수술이 일반화되기 이전, 아직 충분한 수술 사례가 쌓이지 않았던 때는 그런 부작용이 간혹 나타나곤 했다.

법원은 병원의 손을 들어주었다. 그 이유는 제대로 된 정보가 퍼지는 데는 2년 가까이 걸리기 때문에 당시로서는 병원 쪽에서도 라식 수술의 부작용을 충분히 알고 있지 못했다는 이유였다.

물론 지금은 그 당시와 비교할 수 없을 정도로 정보의 전달과 확산 속도가 빠르지만, 최신 정보를 제대로 공부하는 병원과 의사는 아직도 그리 많지 않다.

조금은 불편한 사실이지만, 2000년대의 어느 환자처럼 터무니없는 상황을 겪지 않으려면 그 병원이 보유하고 있는 기계와 함께 의료진의 경력과 정보 습득 경로, 수준 등을 꼼꼼히 살펴보는 것이 좋다.

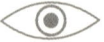

양막 이식수술로 눈을 되찾아주자

최신 정보의 중요성은 아무리 강조해도 지나치지 않다. 30대의 젊은 나이에 각막을 통째로 잃어버릴 뻔했다가 최신 정보 덕분에 가까스로 새로운 세상을 찾게 된 T의 경우를 보면 더 이상의 설명이 필요치 않을 것 같다.

오래 전의 이야기다. 얼굴에 짜증과 불만이 가득한 모습의 30대 남자가 진료실 문을 열고 들어섰다. 키도 크고 덩치도 큰 데다 인상마저 쓰고 있으니 살짝 위압감마저 느껴졌다. 의사로서 환자를 대할 때는 아무런 편견이 없어야 하지만, 그런 모습을 보는 건 별로 유쾌한 일은 아니었다.

그런데 얘기를 들어보니 겉보기와는 달리 안쓰러운 사연이 많은 젊은이였다.

당시 30대 초반이었던 T는 여러 가지 질병 때문에 이런저런 수술을 참 많이도 받은 상태였다. 그런데 문제는 그런 여러 가지 수술 때문에 각막 상태가 매우 좋지 못했던 것이다. 상처가 심해서 늘 뿌연 상태인 것도 문제였지만, 이미 시력을 거의 잃은 상태였다. 늘 얼굴을 찡그리고 다니는 것도 아프거나 힘들어서라기보다는 앞이 보이지 않았던 것이 더 큰 이유였다.

각막이 그 정도로 손상이 되었으니 안과 병원도 여기저기 많이도 찾아다녔다. 하지만 어떤 병원에서도 속 시원한 답을 주지 못했다. 사정은 딱하지만 당시 의학 기술로는 별다른 방법이 없었다.

일단 T를 돌려보내고 틈틈이 안과 저널들을 찾아보기 시작했다. T와 같은 케이스가 또 어딘가에 있을 것만 같았다. 그리고 아직 알려지지 않은 새로운 수술법이 있지 않을까 하는 기대도 있었다. 지성이면 감천이라던가. 어느 날 해외 저널 한 곳에서 T와 같은 환자에게 '양막 수술'로 시력을 되찾아주었다는 사례가 실려 있는 것을 발견했다.

'양막(羊膜)'은 태반의 가장 안쪽에서 태아를 직접 둘러싸고 있는 막으로, 태아가 생존하고 발달하는 데 꼭 필요한 매우 중요한 조직이다. 1995년 양막에 대한 연구가 본격적으로 시작되면서 양막을 안구에 이식했을 경우 각막의 흉터를 감소시키고 안구 염증 및 신생혈관을 감소시킬 뿐 아니라 각막 및 결막의 상피 재생 촉진 등 이로운 작용을 한다는 것이 밝혀졌다.

하지만 T를 만났을 그 무렵, 안과질환에 양막을 활용한다는 생각은 몇몇 선진 의학자들 외에는 거의 알려지지 않은 생소한 개념이었다.

저널의 내용을 확인하고, 좀 더 확실한 사례들을 찾아보면서 T에게 양막 수술을 시도했다. 결과는 대만족이었다. 지금은 양막 수술이 그다지 희귀한 사례가 아니지만, 그 당시 안과 병원을 전전했던 T로서는 그야말로 새 생명을 얻은 듯한 놀랍고도 기쁜 경험이었으리라.

병원장 조언

눈 건강을 지키는 책 읽기

그렇잖아도 눈이 피곤하고 아픈데, 학생이나 직장인들은 읽어야 할 것들이 너무나 많습니다. 책과 서류는 물론 깨알 같은 글씨로 씌어진 사용설명서 등 읽을거리의 홍수 속에서 어떻게 하면 조금이나마 눈을 피곤하지 않게 할 수 있을까요?

1. 책이나 문서를 읽을 때는 눈과의 간격을 최소한 30cm 이상으로 한다.
2. 책이나 문서를 읽을 때는 충분히 밝지만 눈이 부시지 않을 정도의 조명이 좋다.
3. 자세를 바로 해야 한다. 등을 수직으로 곧게 세워서 편안한 자세를 유지하면 눈의 긴장을 방지할 수 있다.
4. 책이나 서류가 움직이지 않고 고정되어 있어야 한다.
5. 적절한 시선의 각도가 유지되어야 한다. 시선과 책의 면은 90도 내외를 이루는 것이 가장 좋다. 특히 엎드리거나 누워서 책을 보면 근시 및 난시의 원인이 될 수 있다.
6. 글씨가 아주 작은 사용설명서 등을 지나치게 오래 들여다보는 것은 피하는 게 좋다.
7. 흔들리는 차 안에서 책을 읽지 않도록 한다.
8. 1시간에 5~10분 정도는 눈에 휴식시간을 주어야 한다. 가장 쉬운 방법은 눈을 들어 먼 곳을 10분 정도 바라보는 것.
9. 눈의 휴식을 취할 때는 근육의 이완을 위해 눈을 감은 상태에서 안구를 굴리는 것도 좋다.

VisuMax 500KHz

500KHz의 초정밀 팸토세컨드레이저 비쥬맥스는 정교한 각막 절개가 가능하도록 성능과 기술이 설계돼 안전하고 정확한 시력교정 수술을 받을 수 있다.

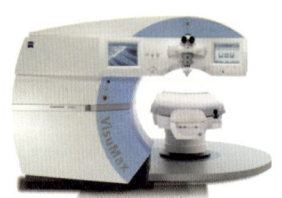

- 1초에 50만 번을 조사하는 초고속 레이저를 사용해 오차범위를 최대한 줄이고 원하는 부위에 정확한 수술이 이루어지게 한다.
- 3.0μm 이하의 작은 레이저빔 사이즈로 더욱 정확하고 균일한 각막절편 생성이 가능하며, 조밀한 레이저 조사로 매끈한 절단면을 얻어 시력의 질이 우수하게 된다.
- 자동화된 안구고정 시스템으로 망막과 시신경에 대한 부담을 줄여준다. 또한 각막(검은 동자) 부분만 고정하므로 결막(흰 자위) 고정으로 인한 결막하출혈이 발생하지 않는다. 이와 더불어 결막배상세포에 손상을 주지 않아 수술 후 건조증 유발을 최소화한다.
- 비쥬맥스는 각막절편 가장자리 경사각을 135°까지 만들 수 있어 수술 후에도 각막절편이 톱니 모양으로 단단히 고정돼 외부 충격에도 강한 안전성을 확보해준다.
- 낮은 에너지를 사용하기 때문에 주변 조직이 받는 손상을 최소화할 뿐 아니라 부드러운 저자극 에너지 사용으로 혼탁, 염증, 눈부심 등의 부작용 가능성을 최소화한다.

Triple A MeL90

세계적 광학기술사인 칼자이스(Carl Zeiss)사의 최신 버전 레이저 Triple A MeL90은 뛰어난 각막 절삭 신기술을 적용, 각막을 깎는 양을 최소화하도록 설계돼 고도근시나 얇은 각막을 가진 분들도 보다 안전하게 수술을 받을 수 있다.

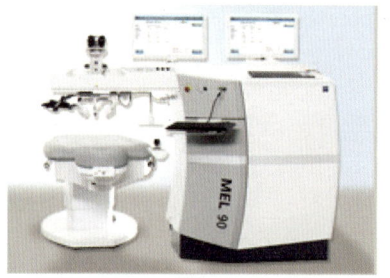

- 각막절삭을 최소화하여 수술 후 잔여 각막량을 늘리고 부작용의 발생 가능성을 줄여 안전성을 높였다.
- 엑시머레이저 중 가장 빠른 속도인 디옵터당 1.3초의 속도로 각막 절삭을 한다. 빠른 절삭속도는 레이저 노출시간을 줄여줌으로써 수술 중 발생하는 각종 변수를 최소화해 정밀성을 극대화시킬 수 있다.
- 레이저 중 유일하게 절삭속도의 변화가 가능하기 때문에 빠른 절삭과 정밀한 절삭 사이에서 가장 최적화된 절삭속도를 구현한다.
- 가장 빠른 안구추적속도와 반응속도를 보유하고 있으며 레이저 횟수에 대한 안구추적 비율이 가장 높다. 이는 모든 눈의 움직임을 빠르고 정확하게 포착하여 레이저가 정확한 목표점에 조사될 수 있도록 완벽하게 제어한다.
- Triple A MEL90의 Adaptive CCA+unit 시스템은 토네이도 현상을 발생시켜 레이저가 지나가는 길을 진공상태로 만들어줌으로써 수술실의 환경 변화에 영향을 받지 않고 안전한 환경에서 최상의 수술을 받을 수 있다.

프리미엄 엑시머레이저 EX500

세계에서 가장 적은 각막 절삭량으로 시력을 교정하는 프리미엄 엑시머레이저 EX500은 타 기종 레이저 장비에 비해 잔여 각막을 최대한 많이 남길 수 있어 더욱 안전한 라식 수술을 가능하게 한다.

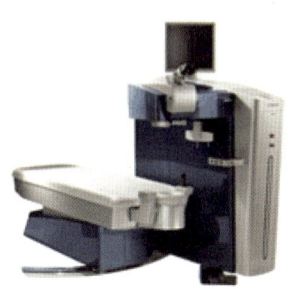

- EX500은 WaveLight사의 최신형 엑시머레이저로 500Hz의 초고속 레이저를 사용하여 빠른 수술을 받을 수 있게 한다.
- 1050Hz의 안구추적장치(반응속도 2ms)로 모든 눈의 움직임을 빠르고 정확하게 포착하여 레이저가 정확한 목표점에 조사될 수 있도록 완벽하게 제어한다.
- 6차원의 안구추적 기능으로 정교하고 정확한 시력교정 수술을 받을 수 있다.

New MEL 80 LBV

New MEL 80 LBV는 초고속 안구추적 시스템, 고품질 레이저 헤드, 홍채-공막인식 시스템 등 한 차원 향상된 기능으로 보다 정교하고 빠른 시력 수술을 받을 수 있게 한다.

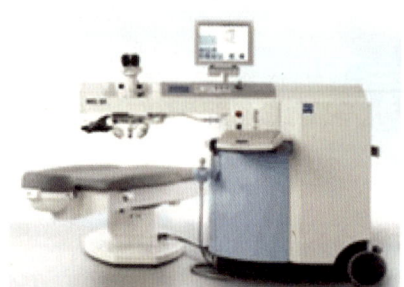

- 기존보다 3배 더 빨라진 1050Hz의 안구 추적 속도로 세밀한 눈의 움직임까지 추적한다. 때문에 정확한 부위에 레이저를 조사할 수 있어 수술 중 환자 눈의 움직임과 상관없이 정교하고 정확한 수술을 할 수 있다.
- 250Hz의 고품질 레이저 헤드가 장착되어 있어 빠르고 정밀하게 각막을 깎아낸다. 각막이 공기 중에 노출되는 시간이 짧아 각막 열손상을 최소화할 뿐 아니라 수술 후 시력 회복도 빠르다.
- New MEL 80 LBV의 홍채-공막인식시스템은 홍채뿐만 아니라 개인별 공막의 혈관까지 인식하여 눈이 회전하는 현상을 정확하게 보정해주며, 난시 교정 효과가 탁월해 선명한 시력을 얻을 수 있다.
- 다양한 각막 연마 시스템이 내장되어 있어 야간시력을 향상시키고 빛번짐 현상을 최소화한다.
- 수술실의 환경(온도, 습도, 공기의 흐름 등) 변화가 각막에 미칠 수 있는 영향을 최소화하여 깨끗한 각막 표면을 만들어낸다. 항상 동일한 환경에서 레이저 조사가 이루어지게 함으로써 안전한 수술을 받을 수 있다.

인트라 FS 레이저

라식수술의 전단계인 각막 절편을 만드는 과정에서 칼을 쓰지 않고 인트라 FS 레이저를 사용함으로써 정확하고 균일하면서도 얇은 각막절편을 만들어내기 때문에 더욱 안전한 수술이 가능하다.

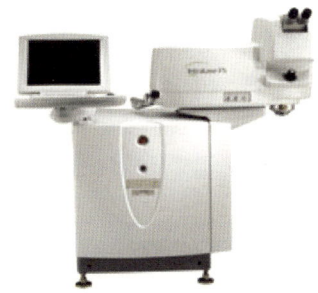

- 각막절편을 만드는 과정은 라식수술에 있어 가장 중요한 단계이다. 인트라 FS 레이저는 기존의 기계식 철제 칼 대신 레이저를 이용한 광학적 절제 수술을 함으로써 원하는 각막의 부위와 깊이에 정확하게 조준해 균일하고 얇은 각막절편을 만들어낼 수 있다.
- 칼이 아닌 레이저로 절개하므로 매끈한 각막절편과 절단면을 얻을 수 있어 시력의 질이 높고 각막주름이나 상의 왜곡, 난시유발이 적다.
- 최대 90㎛의 얇고 일정한 두께와 크기로 각막절편을 만들기 때문에 충분한 잔여각막을 남길 수 있다. 또한 교정 수술 부위를 넓힐 수 있어 야간 눈부심이 줄어들고 야간 시력이 향상된다.
- 얇고 균일한 각막절편을 만들어 오차를 최소화함으로써 고위수차를 줄일 수 있고 이상적인 웨이브프론트 수술이 가능하다.
- 각막절편을 100㎛ 정도로 얇고 매끄럽게 만들 수 있어서 각막신경 심층부를 절단하지 않으므로 각막 신경섬유의 손상이 적어 안구건조증이 줄어든다.
- 각막두께 오차범위(5-10㎛)가 현저히 적어서 각막절편 두께와 모양을 시술자의 의도대로 거의 오차 없이 만들 수 있다. 덕분에 각막천공, 각막주름, 불완전한 절제, 혼탁, 각막절편의 미끄러짐, 상피세포 증식 등 부작용의 발생을 획기적으로 개선했다.
- 레이저 에너지가 1.2~1.6㎼로 감소하고, 레이저가 조사되는 간격이 촘촘해져 각막절편의 두께와 지름에 잠재적인 오차 영향이 줄었다.

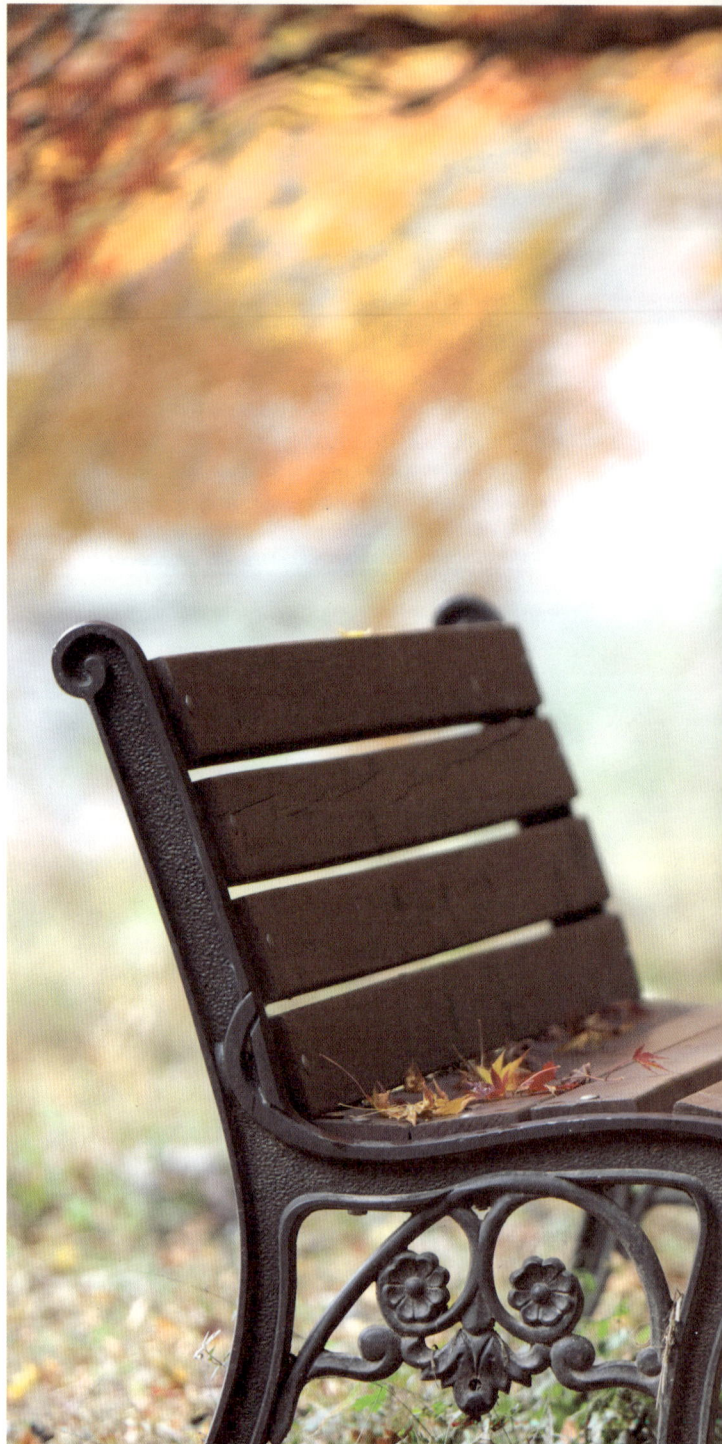

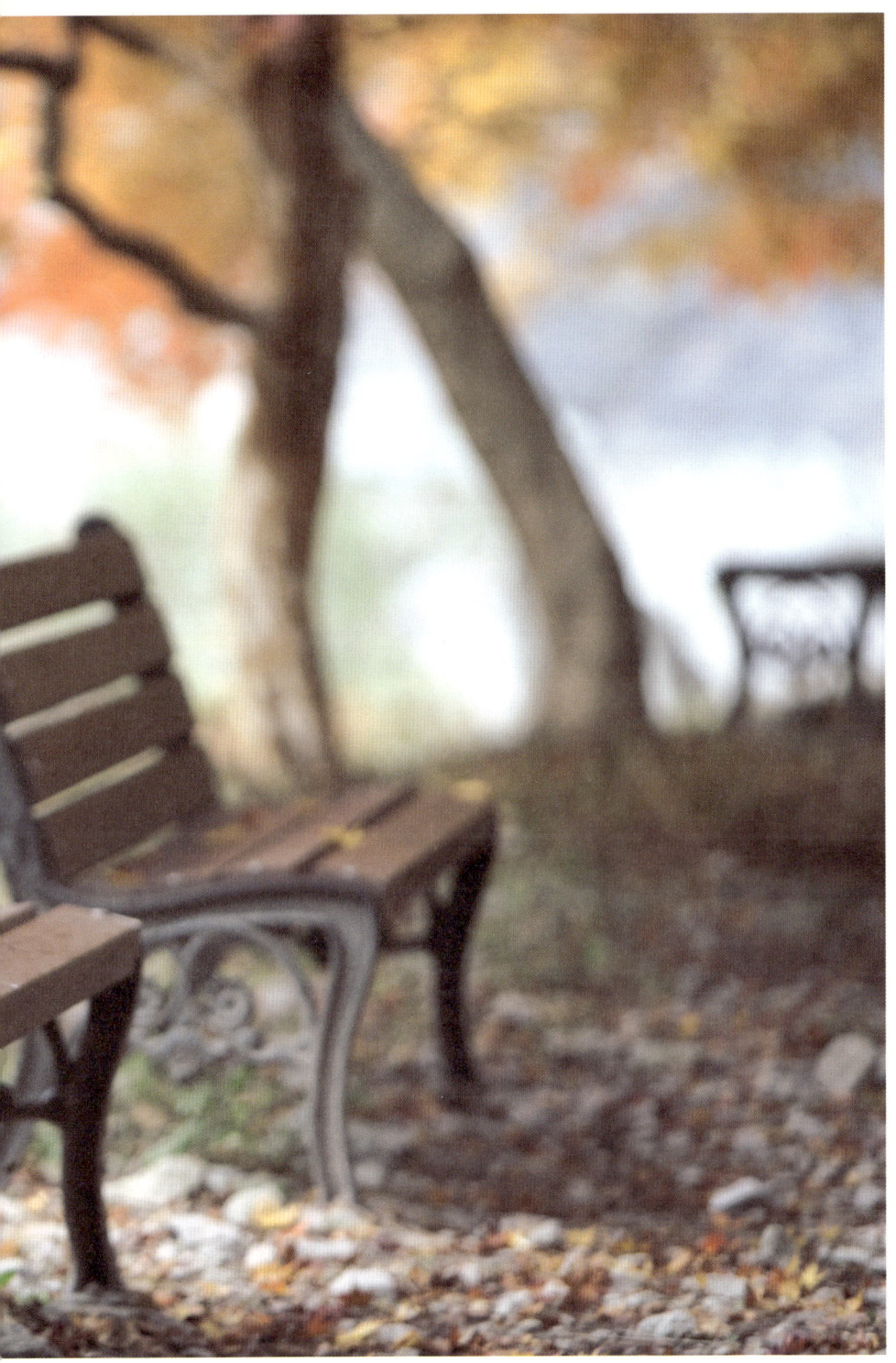

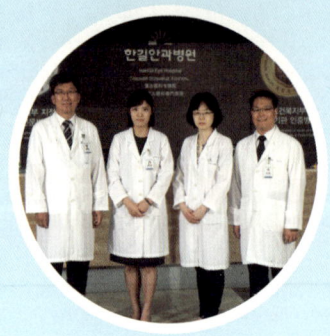

지난해 연말쯤이었다. 휴대폰에 올라오는 실시간 뉴스 가운데 '눈이 번쩍 뜨이는' 기사가 하나 있었다. '대한, 민국, 만세' 삼둥이 아빠 송일국 씨가 '녹내장' 때문에 걱정이 많다는 기사였다. 언젠가 삼둥이와 같은 프로그램에 출연하고 있는 이휘재씨가 황반변성과 백내장으로 고생하고 있다는 기사를 관심 있게 보았던 터라 더욱 눈길이 갈 수밖에 없었다. 같은 프로그램에 출연하고 있는 쌍둥이와 삼둥이 아빠의 백내장과 녹내장. '안과 의사'로서 어찌 관심이 가지 않을 수가 있겠는가.

하지만 백내장과 녹내장은 '비슷한' 이름에도 불구하고 전혀 다른 질병이다. 똑같은 프로그램에 똑같은 아들 다둥이 형제의 아빠로 출연하고 있는 '연예인'들이지만 소속은 '개그맨협회'와 '탤런트협회'로 갈라지는 것처럼 발병 위치와 속성, 예후 등이 전혀 다른 질환이다.

백내장은 수정체 혼탁이 심해지면서 눈동자가 하얗게 변하는 안질환으로 주로 노화현상에 의해 발생한다. 반면에 녹내장은 눈 안의 압력, 즉 안압이 정상보다 높아져서 시신경을 압박함으로써 발생하는 질병이다.

백내장이든 녹내장이든 방치하면 시력을 잃을 수도 있는 무서운 병이지만, 특히 녹내장은 전조 증상이 거의 없고, 한번 손상된 시신경은 되돌릴 수가 없기 때문에 더욱 주의해야 한다.

하지만 바로 위에서 설명한 것처럼 '불가역적인' 질환, 즉 한번 발병하면 돌이킬 수 없고, 자칫하면 실명으로 이어지는 심각한 질환이기 때문에 별도의 센터를 두어서 관리를 하는 것이다.

제5부

침묵의 살인자, 녹내장을 잡아라

녹내장 센터 – 최진영 부원장
정윤석 전안부 · 녹내장센터장
정혜진 진료과장
김미정 진료과장

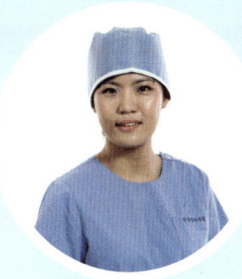
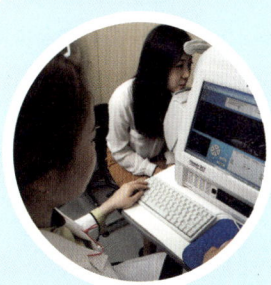
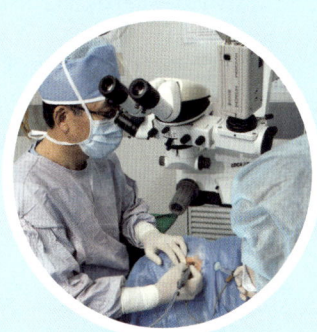

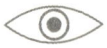

침묵의 살인자, 녹내장

앞에서 설명한 것처럼 서로 다른 부위에서 발병하는 별도의 질환임에도 불구하고 많은 사람들이 녹내장과 백내장을 혼동하는 이유는, 그 이름 때문이다.

'백내장'은 '전안부센터' 편에서 이미 설명한 대로 원래 투명한 수정체에 혼탁이 생기면서 하얗게 보이기 때문에 붙은 이름이라 할 수 있다. 실제로 백내장이 생긴 사람의 눈 속을 들여다보면 검게 보여야 할 부분이 하얗게 보인다. 반면에 녹내장은 급성으로 안압이 급격히 올라가면 각막 부종이 생겨 안구가 다소 푸르게 보이기 때문에 녹내장이라는 이름이 붙게 되었다.

녹내장은 또한 발병 원인도 정확하지 않다. 다만 가족력이 있거나 고혈압·당뇨병·심혈관질환·근시 환자 등에게서 발병률이 높은 것으로 알려져 있다.

이름의 유래도, 발병 원인도 명확하지 않은 이 병이 무서운 또 다른 이유는 '전조증상'이 거의 없다는 것이다. 말기가 되어 시력을 상실하기 직전까지도 증상을 전혀 느끼지 못하는 경우가 많기 때문에 조기 진단을 하지 않고는 존재 여부조차 가려내기가 쉽지 않다.

이 때문에 녹내장을 일컬어 '침묵의 살인자'라고 부르는 전문가들도 적지 않다. 그래서 안경을 맞추거나 라식 상담을 하러 왔다가 녹내장이 있다는 걸 알고 당황하는 경우가 적지 않다.

오랜만에 눈이 내려 온 천지가 하얗게 덮였던 지난겨울의 어느 날, 우리 병원에서 녹내장 수술을 받은 60대의 L여인이 딸과 함께 우리

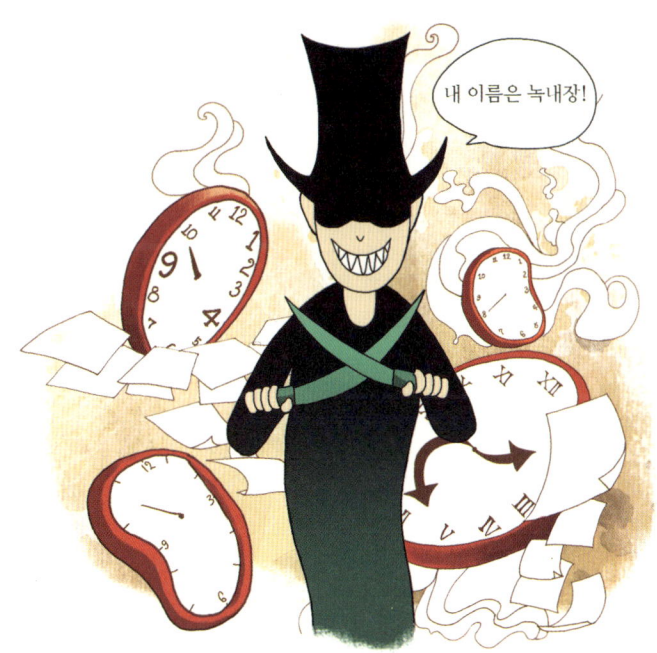

병원을 다시 찾았다. 딸이 대학을 마치고 캐나다로 어학연수 겸 유학을 떠나려고 하는데 시력이 좋지 않아서 라식 수술을 해주겠다는 것이다. 녹내장 수술을 받으면서 우리 병원에 대한 신뢰가 쌓인 덕분에 딸의 눈도 안심하고 맡길 수 있을 것 같다는 이야기도 덧붙였다.

짧은 이야기를 나누고, 일단 몇 가지 검사를 했다. 사실 라식이나 라섹은 눈의 나머지 부분이 건강하다는 전제하에 가능한 것이다. 어디가 나쁘거나 아파서 하는 것이 아니다. 그러다 보니 나머지 부분에 대한 검사가 소홀할 수 있다. 하지만 우리 병원은 어떤 일로 병원을 찾건 기본적인 검사를 먼저 한 뒤에 본격적인 상담을 하게 된다. 기본적인 검사에서 이상한 점이 보이면 정밀 검사를 한다.

라식뿐만 아니라 안경을 맞추거나 쌍꺼풀 수술을 하러 온 경우에도 마찬가지다. 만의 하나 있을지도 모를 부작용을 사전에 예방하고, '만약의 경우' 눈에 이상이 있다면 즉시 치료를 하기 위해서다.

그런데 L여인의 딸은 바로 그 '만약의 경우'에 들고 말았다. 아무도 예상하지 못했던 녹내장이 발견된 것이다. 게다가 이미 진행이 꽤 된 상태였다. 이젠 라식이 문제가 아니었다.

검사 결과를 설명하자 L여인과 딸은 처음엔 놀라고, 당황하고, 그리고 울음을 터뜨렸다. 특히 L여인은 자신의 녹내장이 딸에게 대물림된 것이 아닌가 하는 자책감 때문에 더욱 괴로워했다.

결국 L여인의 딸은 라식을 포기하고 녹내장 치료를 시작했다. 다행히 '원발성 개방각 녹내장'으로 약물 치료만으로도 그 상태에서 더 이상의 진행을 막을 수 있었다. 사실 녹내장은 일단 발병하면 완치가 불가능하며, 지속적인 치료를 통해 더 이상 나빠지지 않도록 관리하는 것이 최선의 길이다.

불행 중 다행이라고나 할까. L여인의 딸은 '시력 회복'을 위한 '라식 수술'은 못 받게 되었지만 녹내장의 진행을 막을 수 있었다. 그리고 약물만으로도 치료가 가능했기 때문에 예정대로 캐나다 유학을 떠났다. 1년에 한두 번 정도 방학을 이용해서 집으로 돌아오는 딸은, 그때마다 병원을 찾아 꼬박꼬박 검진을 받고 있다. 다행히 딸의 눈은 큰 변화없이 잘 유지되고 있다.

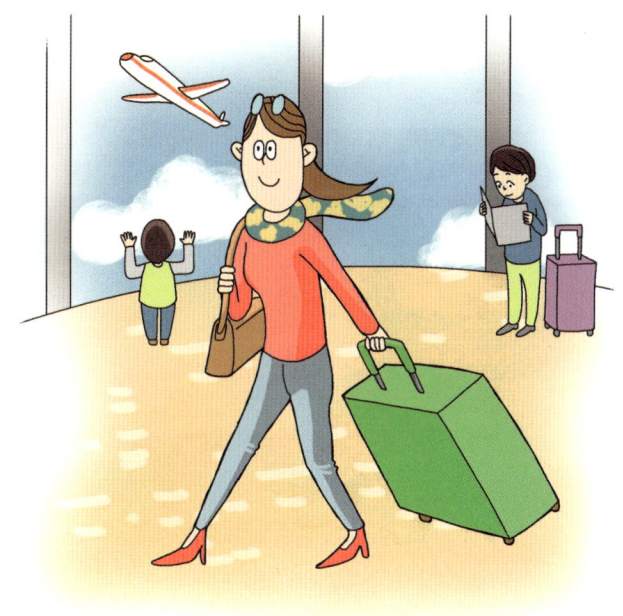

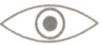

다양한 원인, 다양한 증상

녹내장은 눈에서 받아들인 시각 정보를 뇌로 전달하는 시신경 및 신경섬유층이 손상되어 시야 즉 눈에 보이는 범위가 점점 좁아지는 질환이다. 전 세계적으로 당뇨망막병증, 황반변성과 함께 실명을 부르는 3대 질환의 하나로 꼽힌다. 발생 빈도는 전 인구의 2% 정도로 가장 흔한 만성 성인 안과 질환 중의 하나다.

우리 눈 안에는 '방수'라는 액체가 순환하고 있는데, 방수의 역할은 영양물질 및 산소를 전달하고 안구 내의 압력을 적절하게 유지해주는 것이다. 녹내장은 바로 이 방수의 순환에 문제가 생겨서 눈의 압력이 정상 이상으로 높아지거나 시신경에 문제가 생기는 병이다. 안압의 상승이나 안혈류 장애 등에 의해 발생한다고 알려져 있으며, 최근에는 유전적인 요인 등 다른 요인들에 대한 연구도 진행되고 있다.

여러 번 강조하는 얘기지만, 녹내장은 말기가 되어 시력을 상실하기 직전까지도 전혀 증상이 없는 경우가 많다. 따라서 조기 진단이 아니면 녹내장에 걸렸는지 아닌지 가려내기가 쉽지 않다. 또, 조기 진단을 위해서는 시야검사계나 OCT(안구CT), 신경섬유층 촬영 카메라 등의 정밀 분석 장비를 사용해야 확진을 할 수 있으므로 반드시 '녹내장 전문의'가 있는 전문 녹내장 클리닉을 찾아 진단을 받아야 한다.

가정이나 직장에서 자가진단을 할 수 있는 방법은 '없다'고 봐야 한다. 만일 눈이 흐리거나 침침해서 병원을 찾았다가 녹내장 진단을 받

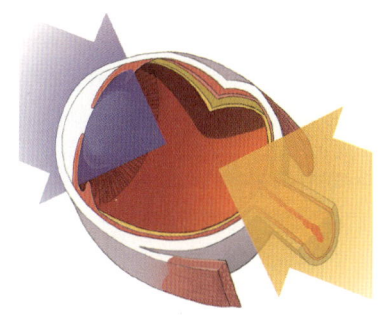

녹내장의 발생에는 안압뿐 아니라 안혈류의 장애도 관여합니다.

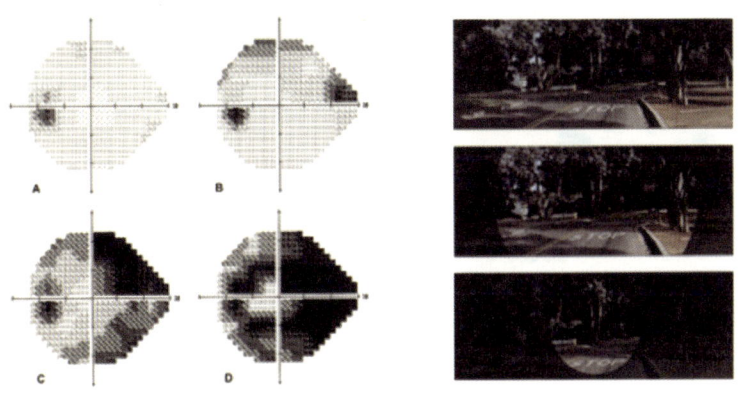

녹내장이 진행함에 따라 시야가 좁아집니다.

는다면, 이미 진행이 많이 된 상태로 봐야 한다.

오늘날은 예전과 달리 건강보험 혜택이 많이 늘었으므로 가능하면 1년에 한 번씩이라도 안과 검진을 받는 것이 좋다. 특히 2년에 한 번씩 건강보험에서 제공하는 종합검진만 제대로 받아도 녹내장을 조기에 찾아낼 수 있다. 또한 어린아이를 키우는 집이라면, 아이 시력검사를 할 때 시신경 사진을 찍어보는 것도 좋은 방법이다.

사실 녹내장이란 일반 질병처럼 '하나의 원인에 의한 특정한 질환'을 의미한다기보다는 여러 가지 다양한 원인에 의해 신경이 손상되고, 이에 따라 시야 손상이 진행되는 '일련의 질환군'이라고 볼 수 있다. 따라서 같은 녹내장이라는 이름이 붙어 있지만 그 형태는 여러 가지로 구분되며, 각각에 대한 진단 방법과 치료 방법도 다르다. 일반적으로 녹내장은 증상의 발현 양상과 해부학적 요인, 안압의 수준, 발생 시기 및 원인 질환의 유무에 따라 다음과 같이 분류한다.

녹내장 분류

01 증상의 발현 양상
급성 녹내장 ↔ 만성 녹내장

02 해부학적 요인
개방각 녹내장 ↔ 폐쇄각 녹내장

03 안압의 수준
고안압 녹내장 ↔ 정상안압 녹내장

04 발생 시기
성인 녹내장, 유소아 녹내장, 선천 녹내장

05 원인 질환의 유무
일차성 녹내장 ↔ 이차성 녹내장

증상의 발현 양상에 따른 분류

〈급성녹내장〉

방수의 배출구가 급격하게 막힘으로써 발생하는 녹내장으로 폐쇄각 녹내장이나, 포도막염과 동반된 일부 개방각 녹내장에서 발생한다. 몇 시간에서 며칠 사이에 안압이 급격하게 상승하면서 안구 주위의 신경을 자극함으로써 갑작스러운 시력 저하, 심한 안구 통증과 함께 두통, 구토를 동반하기도 한다. 일부 환자들의 경우 두통약을 먹고 버티다가 병을 키워서 내원하는 경우도 있다.

〈만성녹내장〉

90% 이상의 녹내장은 만성형이며, 그 가운데서도 만성 개방각 녹내장의 형태가 가장 흔하다. 특히 동양인들은 안압이 높지 않으면서 녹내장이 발생하는 정상안압녹내장의 형태가 많다. 안압이 정상이거나 오랜 시간을 두고 서서히 안압이 변화하기 때문에 자각증상이 거의 없다. 심지어는 실명하기 직전까지 녹내장에 걸렸다는 사실을 알지 못하기도 한다.

해부학적 구분에 따른 분류

안구 내의 압력을 유지해주는 '방수'는 모양체라는 기관에서 만들어져 수정체와 홍채 사이의 공간을 통하여 이동하고 각막과 홍채 사이의 작은 틈을 통하여 안구 밖으로 배출된다. 이 통로의 양상에 따라 개방각 녹내장과 폐쇄각 녹내장으로 구분된다.

〈개방각 녹내장〉

안구 내의 방수가 유출되는 경로 중 섬유주 부분이 열려 있는 녹내장이다. 육안으로 보면 열려 있지만 조직 검사를 해보면 방수 유출에 장애가 있는 경우가 많다. 일반적으로 약물이나 선택적 섬유주 성형술 등으로 치료가 가능하다.

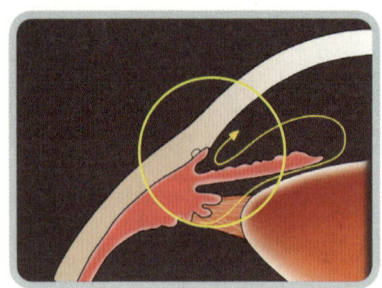 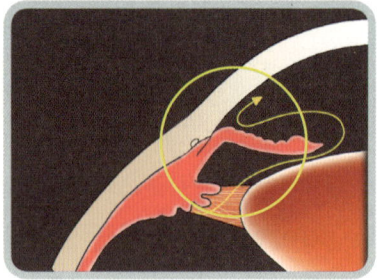

개방각 녹내장 (좌측)은 '섬유주 부분'이 열려 있는데 비하여 폐쇄각 녹내장 (우측)은 '섬유주 부분'이 홍채에 의하여 막혀 있는 것을 볼 수 있습니다.

〈폐쇄각 녹내장〉

섬유주 부분이 동공 폐쇄로 인한 안구 후방 내 방수 저류나 백내장 등으로 인해 막혀 있는 녹내장을 의미한다. 급성의 형태로 나타나는 경우가 많지만 만성적으로 진행하는 경우도 많다. 유출 경로를 확보하기 위해 레이저 홍채 절개술 등의 레이저 치료를 시행하는 경우가 많다.

안압의 수준에 따른 분류

녹내장의 여러 가지 요인 중 지금까지 가장 중요한 것으로 알려져 있는 것은 안압이다. 안압이란 안구 내에 있는 '방수'의 압력을 말한다. 안압이 높을 경우 시신경이 압박되어 신경세포 소실이 일어나고, 이에 해당하는 시야 장애가 진행된다.

⟨고안압 녹내장⟩

안압이 22mmHg 이상으로 높으면서 시신경이나 신경섬유층의 문제가 발견되지 않고, 시야 손상도 없는 경우를 고안압증이라고 한다. 일반적으로 정상안압 녹내장에 비해 진행이 빠르다. 특히 안압이 30mmHg 이상인 경우에는 진행 속도가 매우 빠를 수 있으므로 적극적인 치료가 필요하다.

⟨정상안압 녹내장⟩

만성 개방각 녹내장 중 안압이 21mmHg 이하인 경우를 의미한다. 정상안압 녹내장은 안압뿐 아니라 안혈류의 장애 등 복합적인 원인에 의하여 발생하는 것으로 추측된다. 안압은 하루 종일 일정한 상태로 고정되어 있는 것이 아니라 정상인도 3~5mmHg의 폭으로 변동할 수 있다. 하지만 녹내장 환자는 이보다 변동 폭이 더 큰 경우가 있으므로 각기 다른 시간대를 선택해서 여러 차례 안압을 측정해봐야 하는 경우도 있다.

발생 시기에 따른 분류

녹내장은 어떤 연령대에도 발병할 수 있다. 녹내장에 대해 잘 알고 있어야 조기 발견과 조기 치료로 이어질 수 있다. 녹내장은 발병하는 나이에 따라 성인 녹내장, 유소아 녹내장, 선천 녹내장 등으로 구분할 수 있다.

〈성인 녹내장〉

일반적으로 만성 녹내장은 나이가 들어감에 따라 증가하는 것으로 알려져 있으며, 실제로 40대 이후에 녹내장을 발견하는 경우가 많다. 하지만 가족력이 있거나 고혈압·저혈압이 있는 경우, 당뇨가 있는 경우, 고도근시인 경우에는 비교적 이른 나이에 발병하는 경우가 있으므로 조기 녹내장 검진이 필요하다.

〈유소아 녹내장〉

비교적 드물긴 하지만 만성 개방각 녹내장 중 20세 이전에 발병하는 녹내장을 말한다. 발견이 쉽지 않아 평생에 걸친 삶의 질에 영향을 미치기 쉬운 질환이다. 비교적 유전적인 요인이 많이 관여하는 편이다. 안과에서 시력검진을 받을 때 주의 깊게 현미경 검사를 하면 발병 여부를 대부분 발견할 수 있다.

〈선천 녹내장〉

출생 후 2년 이내에 발병하는 녹내장으로, 섬유주와 홍채 부근의 발생학적 이상이 주 원인이며 유소아 녹내장과는 해부학적인 차이가 있다. 검사를 하기 힘든 영아의 특성상 발견이 지연되는 경우가 있으므로 부모의 주의 깊은 관찰이 필요하다.

아이가 별다른 원인 없이 눈물을 자꾸 흘린다거나 일상적인 빛에 노출되는 것을 과도하게 싫어하는 경우, 각막의 직경이 다른 아이들에 비해 유난히 큰 경우에는 안과적 검진을 받아보는 것이 좋다.

원인 질환의 유무에 따른 분류

〈일차성 녹내장〉

별다른 동반 질환 없이 녹내장성 변화만을 나타내는 상태를 일차성 녹내장이라 한다.

〈이차성 녹내장〉

포도막염이나 망막 질환 혹은 백내장이 동반되는 경우 등 유발 요인이 있는 녹내장을 일컫는다. 따라서 동반되는 원인 질환에 대한 치료를 함께 해야 하는 경우가 있다. 신생혈관녹내장이나 포도막염성 녹내장 등 일부 이차성 녹내장은 전문적인 치료를 해도 예후가 좋지 않은 경우가 있다.

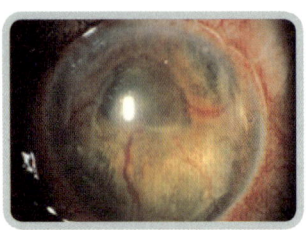

심한 당뇨로 인하여 이차성 녹내장의 일종인 신생혈관 녹내장이 발생한 눈으로 비정상적인 혈관들이 홍채 표면을 덮고 있습니다.

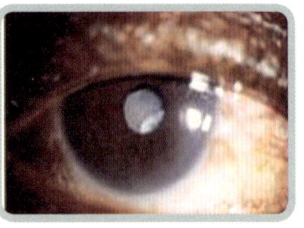

백내장과 함께 병발한 녹내장으로 백내장 수술을 먼저 시행하여야 하는 경우가 있습니다.

병원장 조언

시력이 좋아지는
간단한 방법 몇 가지

충분한 휴식과 숙면

낮 동안에 쌓인 눈의 피로를 풀어주려면 무엇보다 충분한 수면을 통해 눈이 휴식을 취할 수 있도록 해주는 것이 중요하다. 늦어도 밤 11시 이전에 잠들고, 7시간 정도 충분한 숙면을 취하는 것이 좋다.

틈틈이 눈 운동을~

한 곳을 계속해서 오랫동안 보고 있으면 눈은 금방 피로해지기 마련. 틈이 나는 대로 시계추를 보면서 안구를 좌우로 돌리거나 인터넷에 있는 눈 운동 그림을 활용하여 눈 운동을 하는 것도 도움이 된다.

눈을 자주 깜빡여준다

스마트폰이나 모니터를 하루 종일 들여다보고 있으면 눈이 건조해지고 아픈 것은 당연한 일. 이럴 때 눈을 자주 깜빡여주면 눈물이 흘러나와 눈 건강에 도움이 된다. 눈을 깜빡이는 횟수는 1분에 15~20회 정도.

가끔 먼 곳을 바라보라

가까운 곳을 계속 바라보면 눈의 피로를 빨리 느끼게 된다. 직업상 오랜 시간 모니터나 스마트폰을 바라봐야 한다면 30분에 1번씩, 1분 정도 먼 곳을 바라보는 것이 좋다. 특히 잠시라도 밖으로 나가 녹색 자연이나 먼 곳에 있는 건물을 10분 이상 바라보면 금상첨화!

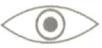

녹내장, 정기검진이 답이다

안과 의사가 되어서 보람을 느끼는 순간은 당연히 환자가 '새 세상'을 보게 되었을 때다. 하지만 때로는 그런 '결과'가 나타나기 전에 '정'을 먼저 느낄 때도 있다. 진료를 받은 나이 지긋한 어른들이 검은 비닐봉지에서 요구르트나 껌, 사탕 등을 주섬주섬 꺼내주실 때다.

녹내장은 어떤 연령에서나 발병하는 질환이지만 대체로 40세 이상에서 많이 걸리고, 이런저런 이유로 발병 사실을 늦게 알게 되는 경우가 많다. 만성의 경우에는 그나마 낫지만, 급성 녹내장은 나이가 많을수록 진행 속도가 빠르고 실명의 위험도 그만큼 크기 때문에 분초를 다툴 정도로 빠른 판단이 필요하다. 이렇게 위기의 순간을 넘긴 어르신들이, 그 고마움을 표하기 위해 꼬깃꼬깃 쌈짓돈을 헐어서 사오시는 것들이다.

그런데 진료를 하다 보면 이렇게 '보람'만 있는 것이 아니다. 때로는 어쩔 수 없는 상황 때문에 좌절하거나 그저 지켜볼 수밖에 없는 안타까운 상황도 맞닥뜨리게 된다. 지난해 연말, 새해를 맞이하기 직전에 만난 두 분의 어르신이 바로 그런 경우였다.

오후 진료를 막 시작할 무렵, 응급 환자가 진료실로 올라왔다. 80세가 넘은 할머니였다. 다른 의원을 거쳐서 온 환자였는데, 검사를 해보니 말기 녹내장으로 이미 실명 상태였다. 며칠 전 극심한 안통을 느끼고 동네 의원을 찾았는데, 제때 치료가 안 되고 상태가 심각해지면서 실명에 이른 것이다.

녹내장 전문의로서 수천 가지 사례를 겪었지만 그렇게 단 며칠 만에 발작에서 실명까지 이어진 급속한 진행은 처음이었다. 물론 녹내장 치료 경험이 적은 안과 의원에서 초기 대응을 다소 미숙하게 했던 점도 영향을 미쳤지만, 본격적인 발작이 일어나기 전에 이미 상당 부분 신경의 손상이 있었던 것으로 보였다.

일반적으로 30~40대면 녹내장이 발작하고 2주 정도가 지나면 시신경에 손상이 가기 시작한다. 그리고 나이가 들수록 '유예기간'이 줄어드는데, 70대라면 4~5일이 지나면 바로 시신경이 손상되기 시작한다고 봐야 한다.

다만 실명에까지 이르는 기간은 녹내장 발작이 그 이전에도 있었는가, 시신경이 얼마나 튼튼한가 등 경우에 따라 다양하다. 아마도 80세의 할머니는 그 이전에 자신도 모르는 작은 발작이 있었거나 시신경이 매우 약해져 있는 상태가 아니었을까 싶다.

바로 며칠 뒤, 80세 할머니만큼 안타까운 일이 또 하나 있었다.

토요일 오후였다. 60대의 P가 '전원'을 왔다. 오전에 다른 병원 들렀다가 급성 녹내장으로 진단을 받고 임시 치료를 한 상태에서 우리 병원을 찾은 것이다. 검사를 해보니 레이저 치료가 아니라 시급한 시간 내에 수술을 해야 될 상황이었다. 하지만 토요일 오후도 꽤 지난 상태라 우리 병원에서는 수술을 할 수가 없었다. 수술방은 물론 스태프 및 각종 장비 등도 이미 '오프' 상태에 들어가기 때문이다. 당연한 말이지만 의사 혼자서는 수술을 할 수가 없다.

안타까운 마음으로 응급 치료를 하고 약을 처방한 다음 진료 소견서를 적어드렸다. 그리고 혹시라도 안압이 다시 올라가면 소견서를 가지고 대학병원 응급실로 가라고 일러두었다. 다행히 특별한 이상이 없으면 월요일 오전 첫 케이스로 수술을 하기로 약속을 하고 P를 돌려보냈다.

월요일에 다시 만난 P는, 지난 금요일에 비해 눈이 상당히 망가져 있었다. 안압이 올라가서 대학병원에 가기는 했는데, 주말이라 제대로 치료를 받지 못했던 것이다.

월요일에 바로 수술을 한 P는 불행 중 다행히 실명의 위기까지 가지 않고 정상 안압을 유지하고 있다. 하지만 돌아보면 참 안타까운 상황의 연속이었다. 토요일이 아니라 금요일에만 우리 병원을 찾았어도, 주말 동안 다른 발작이 없었다면 그나마 후유증도 거의 없었을 텐데……. 그리고 무엇보다 평소 안과 검진을 한 번이라도 받았다면 늦어도 초기 단계에서 녹내장을 잡을 수 있었을 텐데 하는 마음이었다.

'매에 장사 없다'는 말도 있지만 '녹내장에는 정기검진' 외에는 답이 없다. 적어도 1~2년에 한 번씩이라도 정기검진을 받으면 80세 할머니처럼 눈을 잃거나 60대의 P처럼 후유증으로 고생할 일이 없을 것이다.

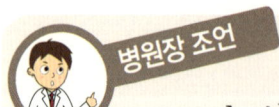 병원장 조언

눈의 피로를 풀어주는
5분 눈체조

눈의 피로를 풀어주는 5분 눈체조
눈이 뻐근하고 피로할 때, 단 5분이라도 시간을 내서 눈의 피로를 풀어보자.
매일 따라하면 맑고 밝은 눈을 되찾을 수 있다.

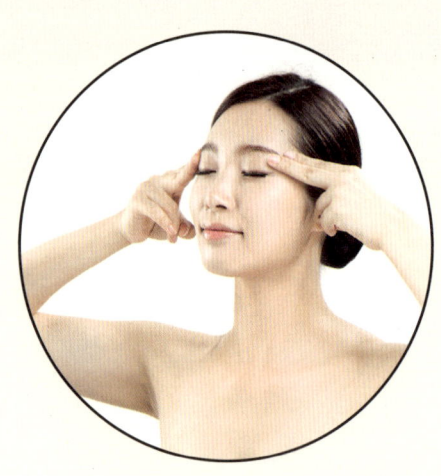

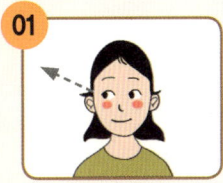
초점을 맞추지 않은 채로 가볍게 위를 본다.

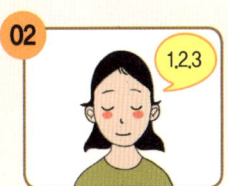
눈을 감은 채로 숫자를 센다.

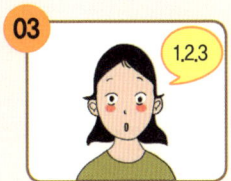
눈을 최대한 부릅뜨고 숫자를 센다.

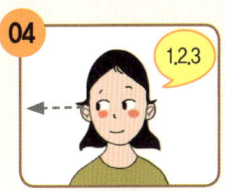
양쪽 시선을 우측으로 고정하고 숫자를 센다.

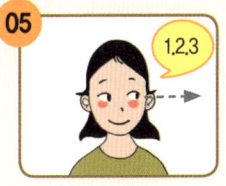
양쪽 시선을 좌측으로 고정하고 숫자를 센다.

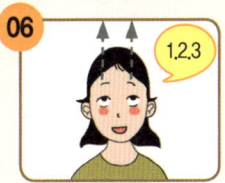
양쪽 시선을 위쪽으로 고정하고 숫자를 센다.

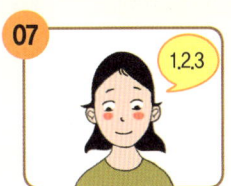
양쪽 시선을 아래쪽으로 고정하고 숫자를 센다.

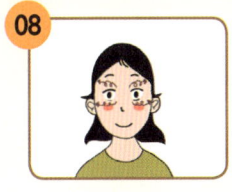
양 집게손가락을 이용해 눈 주위를 지그시 누르면서 안쪽에서 바깥쪽으로 나선을 그리듯이 문질러준다.

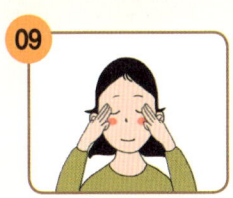
양 집게와 중지, 약지 세 손가락으로 눈꺼풀 위를 가볍게 누르고 3초 정도 가만히 있는다.

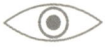

녹내장의 위험인자 및 유전성

성인들이 잘 걸리는 만성 개방각 녹내장은 특히 병이 진행되기 전까지는 녹내장을 가지고 있는지 아닌지 알 길이 없다. 녹내장은 조기에 치료를 시작하면 할수록 좋은 예후를 보이므로 조기 진단이 무엇보다 중요하다.

일반적으로 다음과 같은 위험인자를 가지고 있는 사람들의 경우 녹내장이 발생할 우려가 높다고 알려져 있으므로 자각 증상이 없더라도 녹내장 검진을 받아보는 것이 좋다.

- 연령이 40세 이상인 사람.
- 건강검진에서 안압이 높거나 시신경 유두에 이상이 있다고 나온 사람.
- 부모, 형제 중에 녹내장 환자가 있는 사람.
- 당뇨병, 고혈압, 동맥경화증 등 전신 혈관계 질환이 있는 사람.

- 고도 근시인 사람.
- 편두통이 지속적으로 반복되는 사람.
- 손발이 심하게 차거나 추위에 노출되면 저리는 증상이 있는 사람.
- 눈물 흘림이 심하거나 빛을 지나치게 싫어하고 교정시력이 잘 나오지 않는 유소년.

부모가 녹내장이 있다고 그 자식도 무조건 녹내장에 걸리는 것은 아니다. 녹내장의 유전성에 대한 연구는 비교적 최근에 와서야 이루어지고 있는데, 일반적으로 만성 개방각 녹내장, 선천성 녹내장 정도가 유전적인 성향이 있는 것으로 알려져 있다. 만성 개방각 녹내장의 경우 약 10% 내외의 유전적인 성향이 있는 것으로 알려져 있다.

또한 녹내장 유전자가 있다고 해도 실제 발병에 이르기 위해서는 여러 가지 환경적인 요인들이 관여하게 되므로 무조건 유전되지는 않는다. 다만 부모가 녹내장이 있는 경우 정상인에 비하여 2~3배 이상 발병 확률이 높아지므로 조기에 녹내장 여부를 검사받는 것이 좋다.

녹내장의 진단 및 치료·관리

녹내장은 완치라는 개념이 없는, 평생 관리해야 하는 병이다. 그런 점에서 당뇨병과 닮았다고 할 수 있다. 예전에는 진행이 많이 된 사람은 무조건 수술을 했다. 하지만 그것은 수술이 더 좋은 방법이기 때문이 아니라 좋은 약이 없었기 때문에 어쩔 수 없는 선택이었던 면이 컸다. 안과뿐 아니라 어떤 분야든 내과적으로 좋은 약이 나오면 수술이 많이 줄어들게 된다. 실제로 지난 15~16년 사이에 좋은 약이 많이 개발되었고, 그만큼 수술이 줄었다. 수술이 줄어든 데에는 '레이저' 치료술의 발달도 한몫을 했다.

현재 우리 병원에서는 1년에 80~90건을 수술하는데, 순수한 녹내장 환자의 수술 건수는 줄어든 대신 망막 등의 합병증 녹내장 수술은 오히려 늘고 있는 추세다.

사실 안과 전문의라고 해도 녹내장 전문가가 아닐 경우 녹내장의 진단은 쉽지 않다. 또한 평생에 걸쳐 치료해야 하는 만성 질환이기 때문에 신중한 진단이 필요하다. 하지만 '전문가'의 존재 여부와 상관없이 녹내장 환자의 상당수는 말기가 되어서야 비로소 병을 알게 되는 경우가 많다. 그 이유는 다음과 같다.

- 만성 개방각 녹내장의 경우 말기가 되어서야 자각 증상이 나타나는 경우가 많기 때문에 치료시기를 놓치는 경우가 많다.
- 안압만을 기준으로 녹내장을 검진하는 경우 동양인들이 흔히 걸리는 정상안압 녹내장 환자를 제대로 체크해내지 못하는 경우가 많다.
- 녹내장의 확진은 시야 검사, 각막 두께 측정 및 OCT 검사 등 정밀 검사를 시행하여야 한다. 따라서 이런 조건을 두루 갖춘 병원이 아니면 정확한 진단이 어렵다.

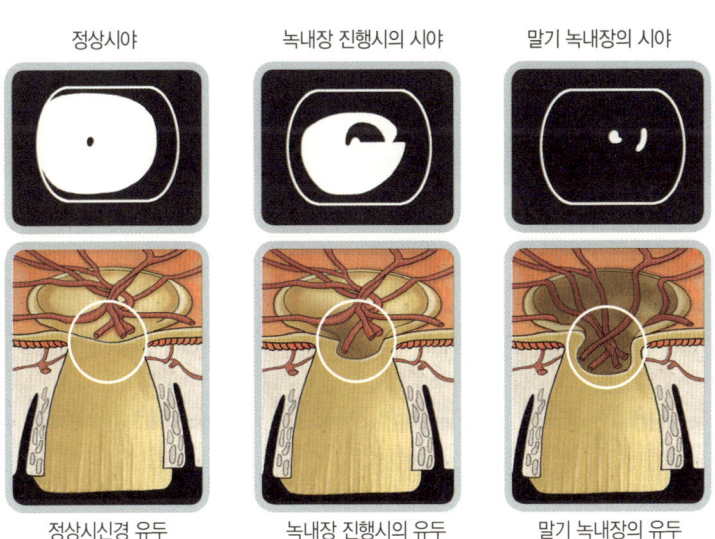

- 녹내장을 처음 의심하게 되는 시신경 유두의 판독은 경험이 풍부한 녹내장 전문의가 아니면 해내기 어렵다.

예전에는 녹내장을 진단하기 위해 '안압과 시야' 검사가 주로 이용되었지만 최근에는 특수 장비들이 여러 가지 개발되어 녹내장 진단에 큰 도움을 주고 있다. 이런 장비들을 이용하면 기존의 시야 검사에서는 발견하기 어려웠던 녹내장성 손상까지 진단할 수 있다.

녹내장은 증상과 종류에 따라 약물, 레이저, 수술 등으로 치료하게 된다. 어떤 방법을 선택할 것인지 여부는 녹내장의 원인 및 환자의 상태에 따라 전문의가 판단한다.

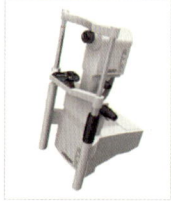 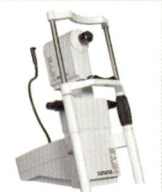

녹내장 등 눈의 상태를 검사하는
HRT3 검사장비

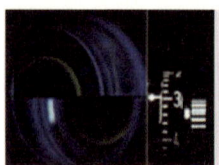

안압의 정도를 알아내는
안압 측정 검사

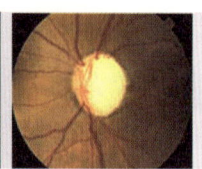

시신경 손상의 유무와 정도를 측정하는
검안경 검사

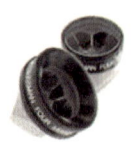

전방각의 상태를 평가하는
무각경 검사

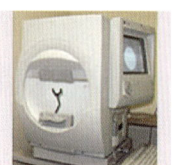

표준 시야 검사계로 널리 이용되는
험프리 시야 검사계

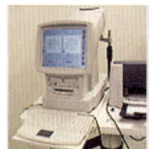

조기 시야 손상을 발견할 수 있는
FDT 시야 검사계

시신경과 망막신경유층층을 광학적으로 평가하는
망막 특수 촬영 카메라

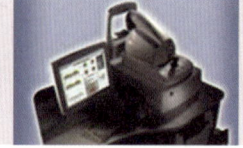

신경섬유층 손상을 조기에 평가하는
OCT 검사

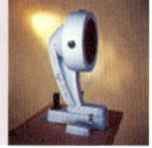

전방각과 전방 깊이 측정에 사용되는
Pentacam 검사

약물 치료

하루 1회에서 수회에 걸쳐 눈에 직접 약물을 넣어 안압을 떨어뜨리거나 안혈류를 증가시키는 방법이다. 한 가지 약물로 효과가 없으면 두 가지 이상의 약을 사용하기도 하며, 약물의 효과 및 부작용 또는 시야 손상의 진행 등에 따라 약을 바꾸어 치료하거나 먹는 약, 레이저, 수술 등의 치료로 전환하기도 한다. 원발성 개방각 녹내장 등에 가장 먼저 선택되는 치료법이다.

예전에는 알츠하이머 치료약을 시신경 보호를 위해 쓰기도 했다. 신경병적으로 퇴행을 막는 약이기 때문에 비슷한 효과를 가지고 있는 것으로 보았기 때문이다. 하지만 크게 효과적이지는 않은 것으로 나타나 요즘은 별로 쓰이고 있지 않다.

레이저 치료

레이저로 안구 내의 구조를 바꾸어 안압을 떨어뜨리는 방법이다. 폐쇄각 녹내장이나 약물치료에 효과가 없는 개방각 녹내장 치료에 주로 사용한다. 시술 후 약간의 통증이나 이물감, 안압 상승 등의 부작용이 있을 수 있으며, 안압이 충분히 떨어지지 않을 경우 약물이나 수술치료를 시행하기도 한다.

수술실이 아닌 외래진료실에서 이뤄지지만, 일부 난치성 녹내장은 다이오드 레이저를 사용하여 수술실에서 시행하기도 한다.

수술 치료

　약물치료가 효과가 없거나 약물치료만으로는 필요한 만큼 안압을 떨어뜨릴 수 없을 때, 환자의 반응이 좋지 않거나 약물치료가 어려울 때 시행한다. 일부 녹내장의 경우에는 수술치료가 우선적으로 시행되기도 한다. 수술 내용은 안구 내 방수가 안구 외벽을 따라 적절하게 빠져나갈 수 있도록 배출통로를 만들어주는 것이다. 간혹 수술 후 안압상승, 저안압, 안내 출혈 및 안내염 등의 합병증이 발생할 수 있으므로, 지속적인 경과 관찰 및 치료가 필요하다.

　녹내장은 실명을 유발하는 매우 위험한 질병임에 틀림이 없다. 이 때문에 녹내장 진단을 받고 가슴이 철렁 내려앉거나 바로 실명이라도 할 것처럼 걱정하는 사람이 많다. 하지만 진료와 치료만 잘 받으면 병의 진행을 충분히 늦출 수 있으므로 크게 걱정할 필요가 없다. 병을 몰랐을 때가 문제지 일단 알고 나면 크게 두려워할 병이 아니다. 지금의 치료 수단으로도 충분히 처치가 가능하다는 것을 믿고, 의사의 지시를 충실히 따른다면 현재 상태를 얼마든지 유지할 수 있다.

　설사 최악의 경우 병의 발견이 너무 늦어서 한쪽 눈을 실명했다 하더라도 다른 쪽 눈을 살릴 수 있다는 것을 잊지 않았으면 좋겠다.

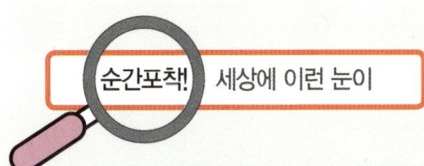

재미있는 눈 관련 속담 풀이

눈썹만 뽑아도 똥 나오겠다.
조그만 괴로움도 이겨내지 못하고 쩔쩔맨다는 뜻.

눈구석에 쌍 가래톳 선다.
너무나 분한 일을 당해 어이가 없고 기가 막힌다는 뜻.

눈물은 내려가고 숟가락은 올라간다.
아무리 슬픔이 크더라도 참고 살아갈 길은 찾을 수 있다는 뜻.

눈앞에서 자랑 말고 뒤에서 꾸짖지 말라.
앞에서 아첨하고 뒤에서 헐뜯는 간교한 행동을 하지 말라는 뜻.

눈 어둡다 하더니 다홍고추만 잘 딴다.
남이 도움을 청하면 핑계만 대던 사람이 자기 일은 열심히 한다는 뜻.

눈 먼 개 젖 탐한다.
제 분수를 모르고 날뛴다는 뜻.

눈에는 풍년이요 입에는 흉년이라.
눈에 보이는 것은 많으나 돈이 없으므로 먹을 수 없음을 이르는 말.

눈은 있어도 망울이 없다.
사물을 정확히 분별하는 안목과 식견이 없다는 뜻.

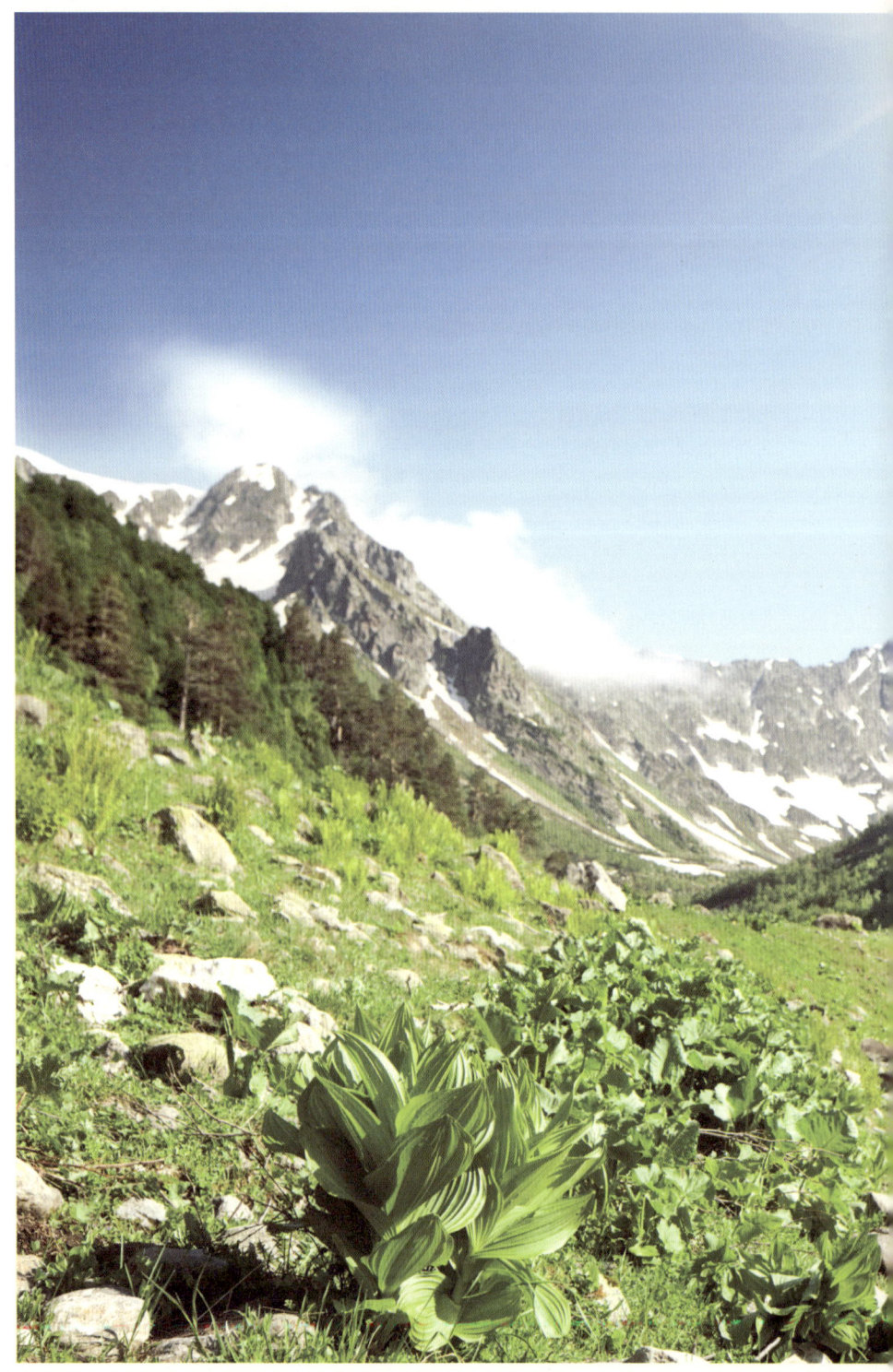

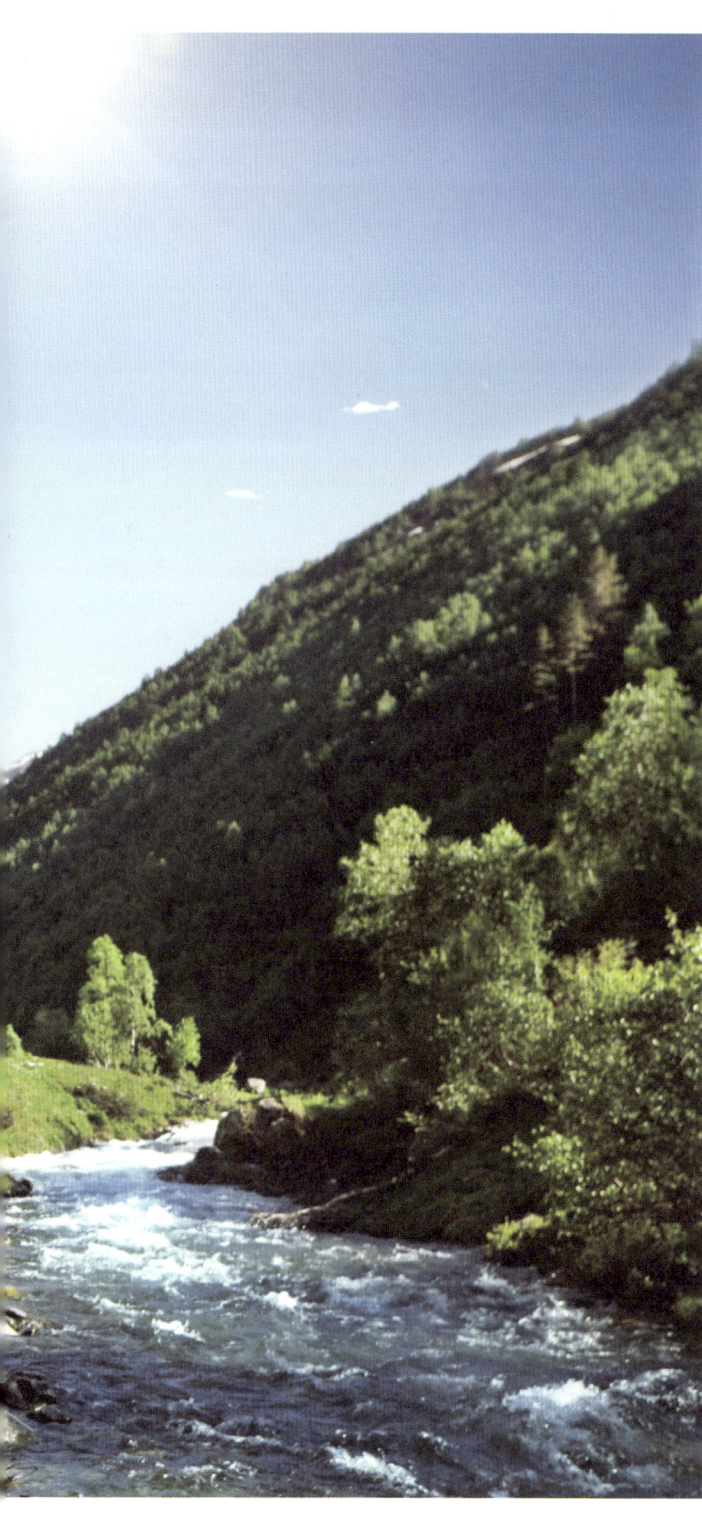

옛 어른들은 '세 살 버릇 여든까지 간다'는 말씀을 자주 하셨다. 어린 시절에 익힌 습관이 평생을 간다는 말이다. 안과 의사의 입장에서 보자면, '세 살 눈이 여든까지 간다'고 하고 싶다. 그만큼 어린 시절에 눈을 어떻게 관리하느냐에 따라 평생 눈 건강이 결정되기 때문이다. 본래 '전안부센터'에 있던 소아 사시·약시 파트를 특수 클리닉의 하나로 독립해서 관리하는 이유도 바로 그 때문이다.
우리 클리닉에서 주로 다루는 질환은 부모님들이 가장 많이 염려하는 소아 사시와 약시 그리고 굴절 이상 등이다. 연령대는 영유아부터 고등학생까지. 하지만 어릴 때부터 우리 클리닉을 다녔던 학생들은 대학생이 되었거나 심지어 직장인이 된 뒤에도 찾아오곤 한다.
그러면 아이들의 눈은 언제부터 체크해봐야 될까? 안과 전문의들이 권하는 시기는 '빠르면 빠를수록 좋다'이다. 하지만 시력의 발달이 완료되지 않은 돌 이전에는 종합 검진이 어렵기 때문에 만 3~5세 정도가 적절한 시기라 할 수 있다. 따라서 시력의 발달이 어느 정도 마무리되는 유아 시절에 종합검진을 한번 받아보는 것이 아이의 평생 눈 건강을 위한 첫걸음이다.

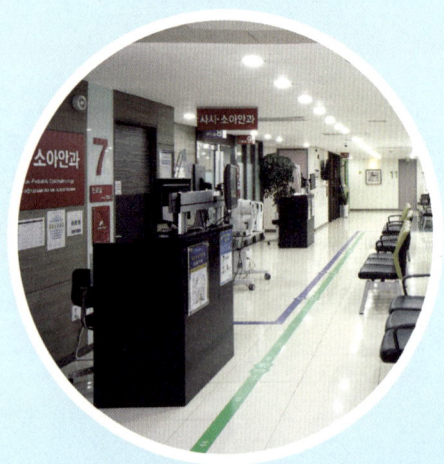

제6부

세 살 눈이 여든까지 간다

소아 사시·약시 클리닉 김철우 교육수련부장

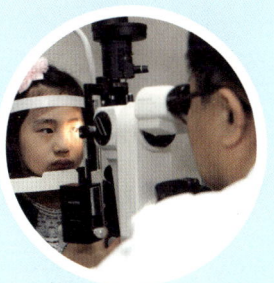 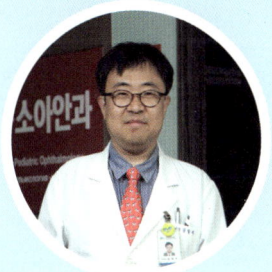

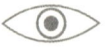

사시 교정술은 '만 10세 이전'에 끝내라

앞에서 만 3~5세 때는 종합적인 안과 검진을 받으라고 했지만, 세상을 살다 보면 이런저런 사정으로 검진을 미루는 일이 생길 수 있다. 하지만 '사시 교정'을 받아야 하는 어린이라면 '만 10세' 이전에는 '꼭' 사시 교정술을 받아야 된다. 어린이들의 사시 교정술에 대한 보험 적용의 시한이 바로 '만 10세'까지로 정해져 있기 때문이다.

어떤 기준으로 '만 10세'가 결정되었는지는 설명하기 어렵지만, 어쨌든 주민등록상 만 10세에서 단 하루라도 지나면 '치료'가 아닌 '미용' 목적의 시술 또는 수술로 보기 때문에 보험 적용을 받을 수 없게 되는 것이다. 아이를 키우는 부모라면, 아이를 위해서는 물론 자기 자신을 위해서도 '만 10세 이전'을 잊지 말았으면 좋겠다.

실제로 이 시기를 제대로 맞추지 못해서 큰 낭패를 본 사례가 하나 있다.

지난 2014년 초였다. 40대 초반으로 보이는 아주머니가 초등학생의 손을 잡고 진료실로 들어왔다. 어디서 본 듯한 얼굴이라 했더니, 4~5년 전에 진료를 받은 기록이 있었다. 그런데 아이의 눈을 보니 문제가 있었다. 소아 사시 가운데 가장 많이 나타나는 '간헐성 외사시'였는데, 너무 오랫동안 방치를 해두는 바람에 수술을 하지 않으면 안 되는 상태였다. 게다가 시력이 정상 시력이 아닌 약시 소견을 보이고 있었다.

그리고 사시가 너무 심해서 수술로도 단번에 사시가 조절된다는 보장을 하기 어려웠다.

차트를 보니 아이가 초등학교에 들어가기 한참 전에 우리 클리닉을 찾아왔을 때 이미 조절 내사시가 있는 것으로 진단이 내려진 상태였다. 당시 상담 내용에도 '안경으로 조절하라'는 내용이 처방되어 있었다. 그런데, 그 문제로 두어 번 더 클리닉을 찾아 상담을 하고서는 별다른 조치를 취하지 않고 있다가 5년 가까이 지난 다음 아이 눈이 이미 심각한 상태에서 다시 클리닉을 찾은 것이다.

문제는 아이의 눈만이 아니었다. 그날 엄마의 손을 붙들고 클리닉을 찾은 M군의 나이가 만으로 10세를 두어 달 정도 넘긴 상태였기 때문이다. 주민등록상 2013년 연말에 만 10세 생일잔치를 막 치렀다는 것이다. M군의 부모는 5년 가까이 아이의 눈을 방치한 대가로 단순한 안경 치료가 아닌 값비싼 비보험 수술 치료를 선택할 수밖에 없게 되었으니 이래저래 부담이 몇 배나 커지게 되었다. 부모의 입장에서는 비용도 큰 문제겠지만, 의사의 입장에서는 아이가 감당해야 할 '고통'이 더 아프게 느껴졌다.

　사시가 그 정도 진행된 상태라면 시력이 나쁜 것은 말할 것도 없고, 집중력이 떨어지면서 학습능력도 뒤떨어질 수밖에 없다. 게다가 입체감이 떨어지니까 세밀한 수작업 같은 것이 어렵고, 툭하면 두통이 나타난다. 물론 수술도 쉽지 않고, 재발되는 경우도 적지 않다.

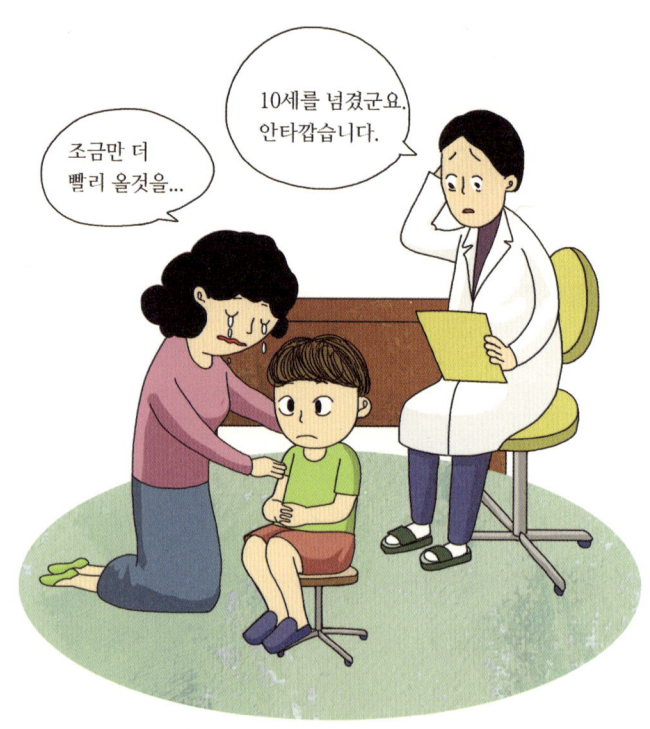

 **어린이 시력 발달 과정**

갓 태어난 아기의 시력은 0.05 정도부터 발달을 시작해서 6~7세가 되면 성인과 비슷한 1.0에 도달한다. 시력발달의 결정적 시기 즉 7~9세를 지나면 시력은 더 이상 발달하지 않기 때문에 이때 완성된 시력이 평생을 좌우하게 된다. 갓난아기는 3개월 정도가 되면 눈앞에 있는 사물을 쳐다보는 것이 어느 정도 가능한데, 5개월 정도까지 늦는 경우도 있으므로 너무 조급해 할 필요는 없다. 그러나 생후 6개월이 지났는데도 눈의 초점이 이상하다면 소아안과 전문의에게 조언을 구해야 한다. 그러므로 아기가 눈동자를 치켜뜨거나 눈동자를 잘 못 맞춘다면 반드시 눈에 질환이 있는지 확인해보는 것이 좋다.
갓난아기의 시력 발달 과정은 다음과 같다.

출생 직후 : 큰 물체의 유무 정도만 구별할 수 있다.
생후 2주 : 0.05 정도의 시력.
생후 1개월 : 사물의 형태 중 일부만 볼 수 있다.
생후 2개월 : 사물의 전체를 볼 수 있다.
생후 3개월 : 엄마와 눈을 맞출 수 있다.
생후 4개월 : 물체를 입체적으로 볼 수 있게 된다.
생후 6개월 : 0.2 정도의 시력. 색깔을 구별할 수 있게 된다.
만 2세경 : 0.3 정도의 시력.
만 3세경 : 0.4~0.5 정도의 시력.
만 6세경 : 정상 시력인 1.0에 도달.
만 8~9세 : 시기능 완성.

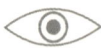

부모의 관심이 '사시'의 예후를 결정한다

M군의 엄마처럼 아이에게 '사시가 있다'는 진단이 내려졌는데도 몇 년씩이나 방치를 하는 부모는 아마 많지 않을 것이다. 하지만 그 정도까지는 아니더라도 사실상 아이의 눈을 방치하는 경우도 알고 보면 적지 않다.

유소년기의 사시는 본인이 스스로 발견하기가 어렵다. 눈에 문제가 있다는 것을 잘 알지 못하기 때문이다. 따라서 자신의 아이가 사시를 가지고 있다는 걸 발견하는 것은 대체로 부모일 가능성이 높다. 때로는 함께 어울리는 친구가 "야, 너 눈이 이상해!" 하는 말을 던지면서 자기 눈을 들여다보게 되는 수도 있다.

하지만 부모가 아이의 눈에 큰 관심이 없으면 오랫동안 문제가 있다는 것을 알지 못하고 넘어가는 경우가 생길 수 있다. 특히 사시 증상이 늘 있는 것이 아니라 간헐적으로 나타나는 간헐성 외사시라면 더욱 그렇다. 간헐성 외사시는 어느 정도 진행되기 전에는 알아채기가 쉽지 않기 때문에 발견이 매우 어려울 수도 있다. 실제로 우리 병원에서 사시 수술을 한 중학교 2학년생 여자아이는 엄마나 아빠가 아닌 쌍둥이 동생 덕분에 간헐성 외사시를 발견했다.

이제 잠시 처음으로 돌아가 보자. 우리는 모두 '사시'에 대해서 잘 알고 있다는 가정 하에 얘기를 나누고 있지만, 과연 그럴까? 물론 자신의 아이 때문에 안과 병원을 자주 와본 사람이라면 사시가 무엇인지 정도는 당연히 알고 있겠지만, 그렇지 않은 사람이 더 많을 것이다.

이쯤에서 '사시'가 무엇인지 한번 짚어보자.

일반적으로 사시란 두 눈이 똑바로 한 방향을 쳐다보지 않고 어느 한쪽 눈이 다른 곳으로 향하는 경우, 즉 눈의 정렬이 바르지 못한 상태를 말한다. 이때 눈동자가 안으로 몰리면 내사시, 밖으로 몰리면 외사시라고 한다.

사시는 다른 사람들의 시선을 의식해야 하는 미용상 문제도 크지만 약시가 발생할 수도 있고, 물체가 겹쳐 보이는 등 기능의 문제도 나타날 수 있다. 때로는 두통이나 어지러움, 피로감 등을 느낄 수도 있다. 아직 정확한 원인이 밝혀지지는 않았지만 안구에 있는 근육(외안근)의 협동운동에 문제가 있거나 뇌손상, 신경마비, 심한 원시 또는 한쪽 시력이 특히 안 좋은 경우에 사시가 나타날 수 있다. 사시는 무엇보다 치료시기를 놓치지 않도록 조기 발견이 중요하다.

사시의 종류

〈가성사시〉

콧등이 낮고 눈과 눈 사이의 미간이 넓어 눈이 안으로 쏠린 것처럼 보이는 것을 가성사시라 한다. 가성사시는 사시가 아니기 때문에 대부분 아이가 크면서 정상 모습으로 돌아온다. 〈내사시〉

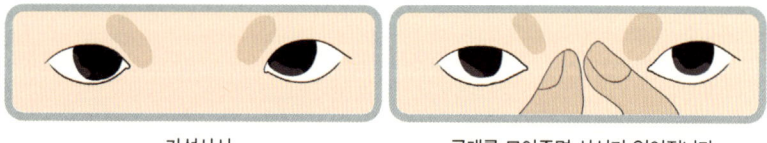

가성사시   콧대를 모아주면 사시가 없어집니다

• 영아 내사시

대개 생후 6개월 이내에 발생하는 내사시를 말한다. 사시각이 30프리즘 이상으로 크고 굴절이상이 없거나 심하지 않다. 방치해두면 약시가 나타날 가능성이 크기 때문에 늦어도 2~3세 이전에 수술을 하고 약시를 치료해야 한다.

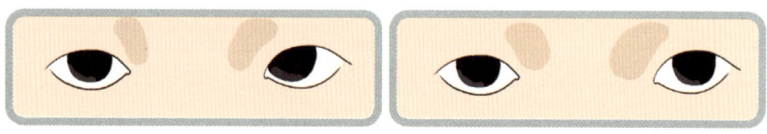

수술 3년 후 정위를 보임

• 조절 내사시

소아 내사시 중 가장 많은 빈도를 보이는 것으로 보통 2~3세경에 나타난다. 대부분 심한 원시로 인한 과도한 조절이 원인이다. 원시가 있는 경우 물체의 상을 정확히 망막에 맺히게 하기 위해 조절을 하는데, 이때 두 눈이 모이면서 내사시가 발생하는 것이다.

조절 내사시는 원시 안경 즉 돋보기 안경으로 교정을 하는데, 안경을 써도 완전히 교정되지 않는 경우에는 수술이 필요하다. 안경은 항상 착용해야 하며 6개월마다 검사를 하고, 경우에 따라서는 안경 도수를 줄여줄 수도 있다. 대개 13~15세 정도까지 착용하는데, 성인이 되어서도 계속 착용해야 하는 수도 있다.

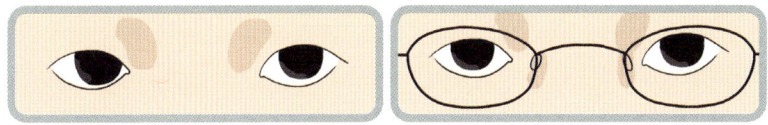

〈간헐성 외사시〉

우리나라에서 가장 많은 빈도를 보이는 사시로 피곤하거나 졸릴 때, 또는 멍하니 있을 때 주로 나타난다. 항상 나타나는 것이 아니고 간헐적으로 나타나는 것이어서 부모도 모르고 지나치는 경우가 있다. 주요 특징은 밝은 빛에 노출되면 몹시 눈이 부셔 하면서 눈을 감는 것이다. 외모적으로 문제가 되거나 약시와 양안시 기능장애가 발견되는 경우, 빈도가 잦아지거나 사시각이 클 경우에는 수술로 교정한다.

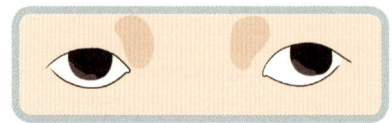

〈상사시〉

상사시란 눈이 아래위로 벌어진 경우를 말한다. 위로 올라간 눈을 기준으로 사시의 방향을 정한다. 예를 들어 오른쪽 눈이 위로 올라가 있으면 우안 상사시라고 표시한다.

〈이상두위〉

물체가 겹쳐 보이거나 둘로 보일 경우 이를 피하기 위해 고개를 반듯하게 두지 못하고 기울어지게 된다. 또 안구 떨림증(안진)이 있는 경우에는 안구가 덜 떨리는 방향으로 물체를 보기 위해 머리가 돌아가게 된다. 이를 이상두위라 한다. 이상두위가 있으면 안면 골격이나 근육이 이상하게 발육하여 좌우 얼굴의 모양이 다르게 될 수도 있다.

사시의 치료

사시가 의심되면 즉시 안과를 방문해 정밀 검사를 받아야 한다. 하지만 약시가 있을 경우에는 약시치료를 한다.

• 안경

조절내사시는 대부분 안경 착용만으로도 교정이 가능하다. 심한 굴절이상이나 부동시가 있을 경우에도 약시 예방 또는 시력 교정을 위해 안경을 착용해야 한다. 약시는 시력이 발달할 때인 5~6세 이전에 치료를 시작해야 하며 어릴수록 성공률이 높다.

• 가림법

약시 환자에게 사용되는 가장 보편적인 치료법이다. 시력이 좋은 눈(정상안)을 가림으로써 시력이 나쁜 눈(약시안)이 시력이 발달되도록 하고, 사시가 나타나는 빈도를 줄이는 것이 바로 '가림법'이다. 가림법은 사시 수술 전후의 보조적인 치료 방법으로 사용한다.

• 수술

조절내사시를 제외한 모든 사시의 치료법은 수술이 기본이다. 사시 교정수술은 한쪽 눈만 하거나 양쪽 모두 할 수도 있다. 두 가지 경우는 방법의 차이가 있을 뿐이지 결과는 거의 차이가 없다.

수술은 기본적으로 안구를 움직이는 근육을 잘라내 단축시킴으로써 그 힘을 강화시키거나 원래 근육의 안구부착 부위를 적당히 뒤로 물려서 다시 붙임으로써 힘을 약화시켜 안구를 원하는 위치에 오도록 하는 것이다.

 ## 어린이 시력 검사 시기

첫 검사 : 대개 5세 전후에 시력을 담당하는 시세포들이 성인의 능력을 가지게 되므로 아무런 이상이 없어도 만 3세, 늦어도 만 5세 이전에는 1차 안과검진을 받아야 한다.

시력검사의 간격 : 아이들의 시력은 성장하면서 변화하게 되므로, 대개 6개월 정도의 간격으로 안과 전문의에게 검사를 받고 필요하면 안경 처방을 받는 것이 좋다.

하지만 다음과 같은 경우에는 바로 병원을 찾아 시력검사를 받아보는 것이 좋다.

1세 미만
생후 2개월이 지나도 엄마와 눈을 잘 못 맞출 때.
한쪽 눈을 가리면 심하게 보채거나 짜증낼 때.
생후 2개월 이후에도 한 눈의 시선이나 초점이 똑바르지 못할 때.
걸을 때가 되었는데도 잘 걷지 못하고 자주 넘어질 때.
눈동자(동공)의 색이 이상할 때.
미숙아로 태어난 경우.

1세 이상
TV를 아주 가까이서 볼 때.
눈을 자주 찌푸린다거나 비비거나 깜박일 때.
밝은 곳에서 유난히 눈을 못 뜰 때.
특별한 원인 없이 집중을 못하고 산만한 경우.

기타
부모 중 한 사람이 아주 눈이 나쁠 때(고도근시 등).
다운증후군 등 염색체 이상, 신체발달 장애.

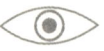

재수술은 너의 운명?

사실, 사시는 응급수술이 필요한 질환이 아니다. 또, 사시의 종류에 따라 수술을 하지 않아도 되는 경우가 있고, 수술을 해야 하는 경우에도 그 시기는 많이 달라질 수 있다. 하지만 유아성 내사시라면, 가능하면 빠른 시간 내에 수술을 하는 것이 좋다. 빠르면 빠를수록 효과가 크기 때문이다. 약시가 있는 사시라면 약시를 치료한 후에 수술을 하는 것이 좋고, 간헐성 외사시는 사시가 나타나는 빈도, 사시각의 크기 등을 고려해서 수술시기를 결정하는 것이 좋다.

간혹 아이에게 사시가 있다는 걸 알자마자 수술을 바로 해야 하는 건 아닌지 걱정하는 부모들이 있는데, 그보다 더 중요한 것은 '정확한 진단'이다. 그리고 수술 전에 치료해야 할 것이 있다면 먼저 치료를 받은 다음 수술 시기를 결정해야 한다. 물론 그 시기는 전문의의 종합적인 판단을 따르는 것이 좋다.

그런데 문제는 일반 외과 수술과 달리 '사시수술'은 한 번의 수술로 교정이 되기도 하지만 경우에 따라서는 여러 번의 수술이 필요할 수도 있다는 점이다. 재수술의 이유는 대부분 사시의 재발이나 부족교정·과교정, 또 다른 사시의 발생 등이다.

사시가 재발을 하는 이유는 사시가 발생하는 원인을 직접적으로 제거하는 것이 아니라 안구 근육의 위치를 바꾸거나 근육의 힘을 키우거나 줄임으로써 비정상적으로 자리 잡고 있는 안구의 위치를 바로 잡는 것이기 때문이다. 즉, 사시는 의학적으로 발병 원인이 정확하게 특정되지 않기 때문에 일정 부분 '대증적인' 수술법을 택할 수밖에 없는 것이다.

사실 우리 클리닉에서도 재수술은 그렇게 드문 일이 아니다. 심지어 세 번, 네 번 재수술을 하기도 했다.

언젠가 다른 안과에서 사시수술을 받고 우리 병원을 찾은 중학교 2학년 여학생이 있었다. 수술을 했는데도 재발을 하니까 뭔가 그 병원에 대한 불신이 생겨서 우리 병원을 찾아온 것이다. 검사를 해보니 수술로 교정하기가 매우 까다로운 상황이었다. 다녀온 병원에서 무슨 잘못을 저지른 게 아니라 그 여학생의 눈 구조가 한 번에 바로 잡기 어려운 모양이었던 것이다.

사시가 정확하게 바로잡혔다고 하는 것은 겉모양이 똑바로 잡히는 것만이 아니라 실제로 '입체시'가 정상수치가 나와야 한다. 하지만 태어날 때부터 입체시가 없었던 사람은 아무리 안구가 정확하게 정렬이 되어도 '뇌'에서 이를 인식하지 못하면 여전히 입체시를 포함한 시 기능이 떨어질 수밖에 없다.

입체시

한마디로 '물체를 입체적으로 보는 것'을 말한다. 인간의 두 눈은 65mm 가량의 간격을 두고 떨어져 있는데, 이 간격 즉 양안 시차(binocular disparity) 덕분에 두 개의 눈은 각기 다른 각도로 물체를 보게 된다. 그리고 좌우의 눈이 본 두 개의 이미지는 시신경을 거쳐 뇌로 전달되어 하나의 영상으로 합쳐진다. 이런 현상을 입체시라고 한다.

부모와 아이에게 상황을 먼저 설명하고 수술을 시작했다. 그렇게 시작한 수술은 세 번째 재수술에서 겨우 바로잡았는데, 시간이 좀 지나니까 다시 벌어졌다. 하지만 그 여학생과 부모는 예전처럼 다른 안과병원을 찾거나 불평하지는 않았다. 사시와 사시 수술에 대해서 충분한 이해를 했기 때문이다.

수술은 사시의 유일하고도 완벽한 해결책이 아니다. 정확한 수치는 아니지만, 미국의 경우에도 사시 재발률이 30~40% 이상일 정도로 사시는 재발이 잦다. 또 한 가지 참고로 얘기하자면, 재수술 때에는 이전에 수술했던 눈이 아니라 상황에 따라 반대쪽 눈을 수술하기도 한다. 수술의 성공률을 높이기 위한 조치 중 하나다.

사시와 약시의 악순환, 고리를 끊어라!

어린이들의 눈을 주로 살피는 '소아안과'를 굳이 '소아 사시·약시 클리닉'으로 부르는 이유는 뭘까? 그렇다. 어린이들의 눈에 나타나는 주요 질환이 바로 사시와 약시이기 때문이다. '사시'에 대해 어느 정도 살펴보았으니, 이제 '약시'에 대해서 한번 살펴보자.

약시란 유·소아기에 근시·난시·원시와 같은 굴절이상이 심하거나 사시가 있어서 두 눈을 함께 사용하지 못하는 경우 또는 선천성 백내장, 녹내장, 안검하수 등의 눈 질환으로 시력이 제대로 발달되지 못하는 것을 말한다. 특히 안과적으로 검사를 해보았을 때 특별한 이상이 발견되지 않음에도 불구하고 교정시력이 잘 나오지 않을 때를 말한다.

약시의 종류는 전혀 원인을 알 수 없는 선천성 약시, 사시에서 나타나는 사시약시, 강도의 굴절 이상에 의한 약시, 부동시(좌우의 굴절 상태가 다른 것)에 따른 약시 등이 있다. 또, 시력에 따라 0.1까지를 고도 약시, 0.3까지를 중등도 약시, 0.8까지를 경도 약시로 분류하기도 한다.

사시 약시

사시 때문에 사물이 겹쳐 보이거나 하면 무의식적으로 사시가 없는 쪽 눈을 주로 사용하게 된다. 이럴 경우 사시가 있는 눈은 시력 발달이 제대로 이루어지지 않게 된다. 이런 현상이 오래 지속되면 사시가 있는 눈은 약시가 된다. 이처럼 사시가 있으면 약시가 발생할 가능성이 높고, 약시가 있으면 사시가 될 가능성이 높다. 조기 검진과 치료로 이런 악순환을 끊어야 정상적인 시력을 되찾을 수 있다.

폐용 약시(시각 차단 약시)

백내장이나 각막혼탁, 유리체출혈, 안검하수와 같은 질환이 있으면 그쪽 눈을 사용하지 않게 되는데, 이럴 때 폐용 약시가 발생하는 경우가 많다. 근육도 오랜 기간 사용하지 않으면 위축되어 힘을 잃는 것처럼 눈도 오랜 기간 사용하지 않으면 기능이 저하된다. 시자극의 차단이 심하기 때문에 영유아기에 제대로 치료를 하지 않으면 약시가 영구적으로 남을 수도 있다.

굴절이상 약시(굴절부등 약시)

  양쪽 눈의 굴절 정도에 차이가 있어서 생기는 약시. 두 눈의 굴절이 다르면 한쪽 망막에 상이 흐리게 맺히게 되고, 이는 대뇌시각 피질에 능동적인 억제를 일으켜 한쪽 눈의 시력을 정상적으로 발달하지 못하게 한다. 이것이 바로 굴절이상 약시이다. 흔히 '짝눈'이라 부르는 굴절부등약시는 근시인 경우보다 원시인 경우에 나타날 가능성이 더 높을 뿐만 아니라 외견상 이상소견이 없기 때문에 정기적인 안과검진을 하지 않으면 발견하기가 쉽지 않다.

 ## 아이들 눈이 더 나빠지지 않게 하는 방법은?

어느 정도 근시나 원시, 난시가 있고, 시력 저하가 눈에 띌 정도라면 안과 전문의와 상담을 거쳐 안경을 끼도록 해야 한다. 안경은 특별한 경우가 아니라면 하루종일 착용하는 것이 원칙이다.

많은 부모들이 아이들 눈이 더 이상 나빠지지 않게 하는 방법이 없는지 묻곤 하는데, 아쉽게도 현재까지 근시의 진행을 막을 방법은 없다.

다만 너무 어둡거나 너무 밝은 것은 피하는 것이 좋고, 엎드리거나 누워서 혹은 흔들리는 차 안에서 책을 보는 것도 눈의 피로를 가져오므로 피하는 것이 좋다. 책은 가능하면 눈에서 약 30cm 정도 떨어뜨려서 보고, 빛은 위에서 아래로 비추는 것이 좋다. 여기에다 적당한 운동과 휴식, 충분한 영양을 섭취하여 건강을 유지하는 것이 눈에도 좋다. 눈을 쉬게 하는 방법으로는 가만히 눈을 감고 있거나, 먼 곳을 보는 방법이 있다. 최근에는 야외활동을 늘려서 햇빛에 노출되는 시간을 늘리도록 권장하고 있다.

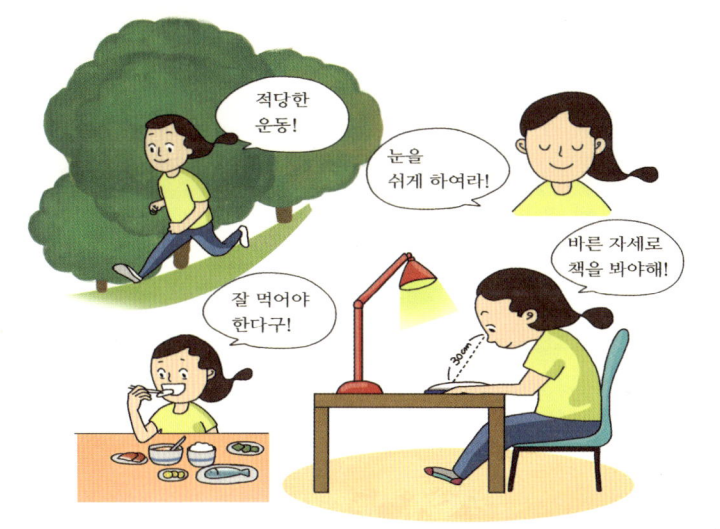

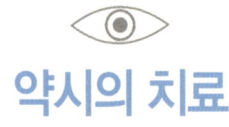

약시의 치료

눈은 6~7세가 되면 성장이 거의 멈추게 되므로 7세 이후가 되면 약시 교정이 어려워진다. 4세 이전에 약시 치료를 시작하면 약 95% 이상의 완치율을 보이지만, 7~8세 이후에 치료를 시작하면 25% 내외로 치료율이 뚝 떨어진다.

지난 2013년, 국민건강보험공단이 건강보험 진료비 지급자료를 분석해본 결과, 약시로 병원을 찾은 환자는 2만 1,771명이었는데 이 가운데 5~9세 환자가 1만 1,604명으로 절반(53.3%)을 넘었다. 당연히 약시 치료는 빠르면 빠를수록 좋다.

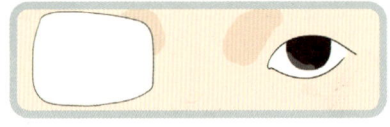

약시를 치료하기 위해서는 약시의 원인이 되는 사시나 난시, 원

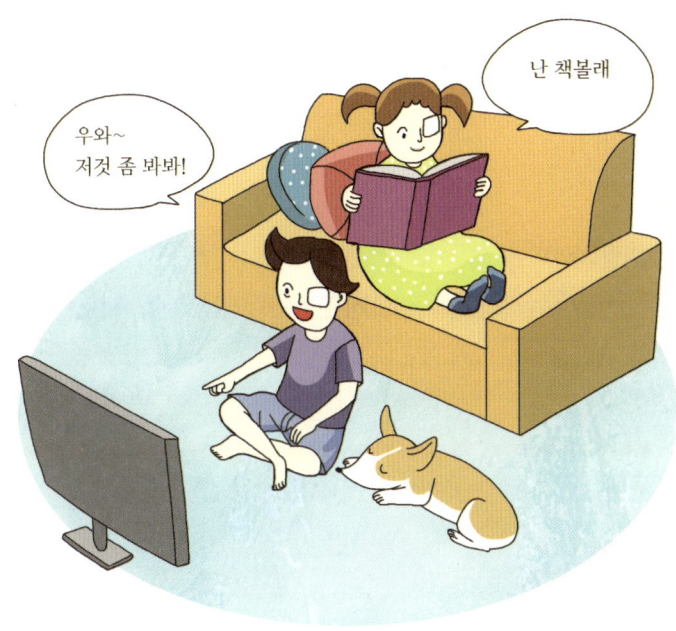

시, 안구 자체의 이상 등을 먼저 치료하는 것이 기본이지만, 이것만으로는 충분하지 않다. 사시로 인해서 생긴 사시 약시는 약시를 먼저 치료해서 시력을 회복한 후 약시 수술을 하고, 굴절부등약시는 약시의 원인인 굴절이상을 안경 및 콘택트렌즈로 교정한 후 별도로 치료를 한다.

  약시를 치료하는 기본 원칙은 좋은 눈을 사용하지 못하게 하고 약시가 오는 눈을 계속 사용하게 하는 것이다. 근육운동을 하면 할수록 근육이 발달하는 것처럼 약시에 걸린 눈을 계속 사용하게 함으로써 발달시키는 것이다. 시력이 충분한 눈은 안대나 안약, 특수 안경 등으로 가릴 수 있는데, 이 가운데 안대를 사용하는 것이 가장 효과적이다.

〈가림 치료〉
시력이 좋은 눈을 특수 안대로 가려 약시가 있는 눈을 집중적으로 사용하게 하는 방법이다.

〈처벌 치료〉
시력이 좋은 눈에 조절마비 안약을 점안하여 약시가 있는 눈을 집중적으로 사용하게 하는 방법이다.

치료 시 주의사항
아이들의 시력은 5세 이전에 대부분 성장을 하지만, 부등시나 원시 등에 의한 약시는 초등학교 시절에 발견되어도 충분히 치료가 되며, 중학생 이후에도 치료되는 경우가 많으므로 늦게 발견된다 하더라도 꾸준히 치료를 지속하는 것이 중요하다.
더욱 효과적인 약시 치료를 위해서는 안대로 가림 치료를 하고 있는 아이라면 책을 읽게 하거나 텔레비전을 보게 하는 등 눈을 많이 사용하게 하는 것이 좋다.

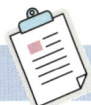
사시수술에 대한 급여기준

– 건강보험심사평가원

사시수술은 다음과 같은 경우에 요양급여로 인정하며, 그 외에 시력이나 시기능의 회복을 기대할 수 없음에도 외모개선을 위하여 실시하는 미용목적의 사시수술은 '국민건강보험요양급여의 기준에 관한 규칙' [별표2] 비급여대상. 2-나에 의거 비급여대상이다.

● 급여 대상
가. 10세 미만의 사시환자
나. 10세 이후의 사시환자
 – 전신질환, 안와질환, 눈과 눈 주위 수술, 외상 등으로 사시가 발생하여 복시(물체가 이중으로 보이는 증상)와 혼란시가 있는 경우
 – 10세 이전에 발생된 사시로 이상두위 현상이 있는 경우
다. 가~나 대상자에 대한 1차 사시교정수술 후 과교정으로 2차 수술을 시행하는 경우

● 비급여 대상
신체의 필수 기능개선 목적이 아닌 경우에 실시 또는 사용되는 행위. 약제 및 치료 재료
가. 쌍꺼풀수술(이중검수술), 코성형수술(융비술), 유방확대·축소술, 지방흡입술, 주름살제거술 등 미용 목적의 성형수술과 그로 인한 후유증 치료
나. 사시교정, 안와격리증(눈 사이가 먼 증상)의 교정 등 시각계 수술로써 시력개선의 목적이 아닌 외모개선 목적의 수술

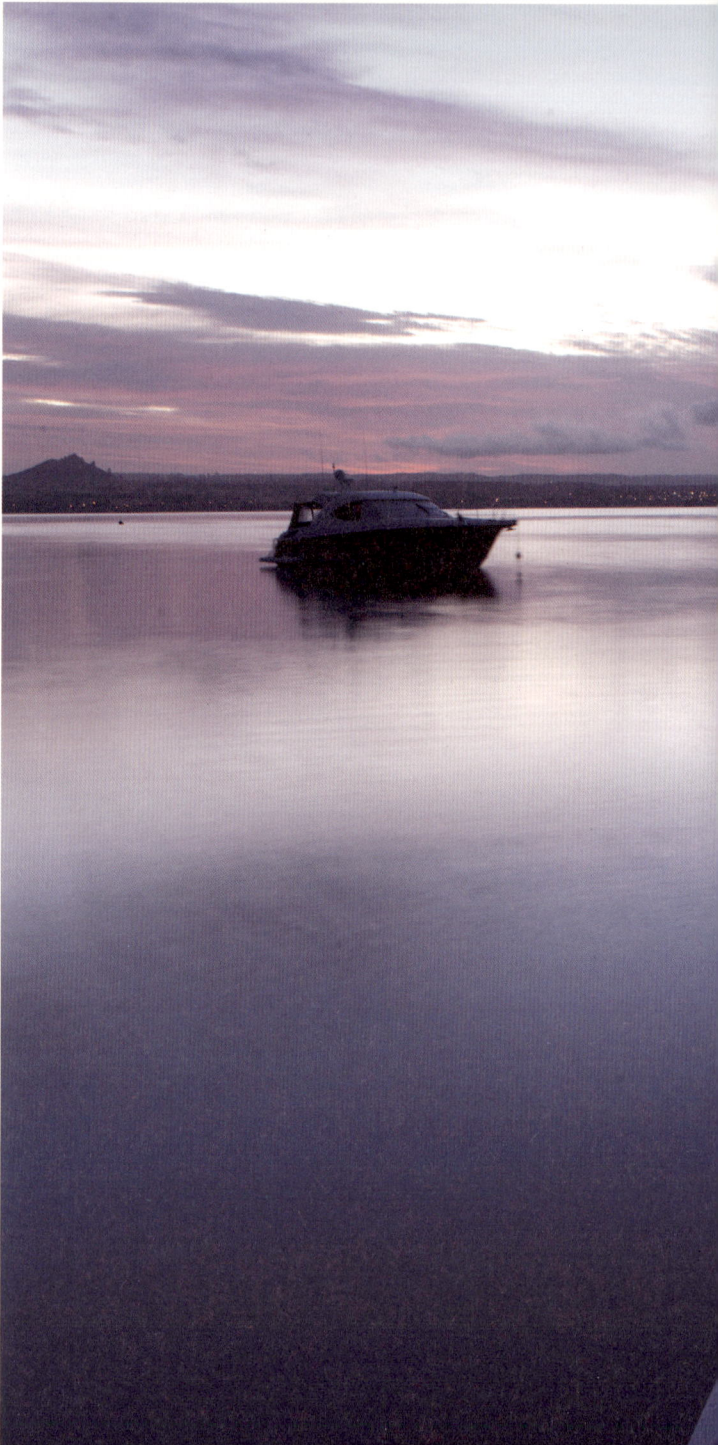

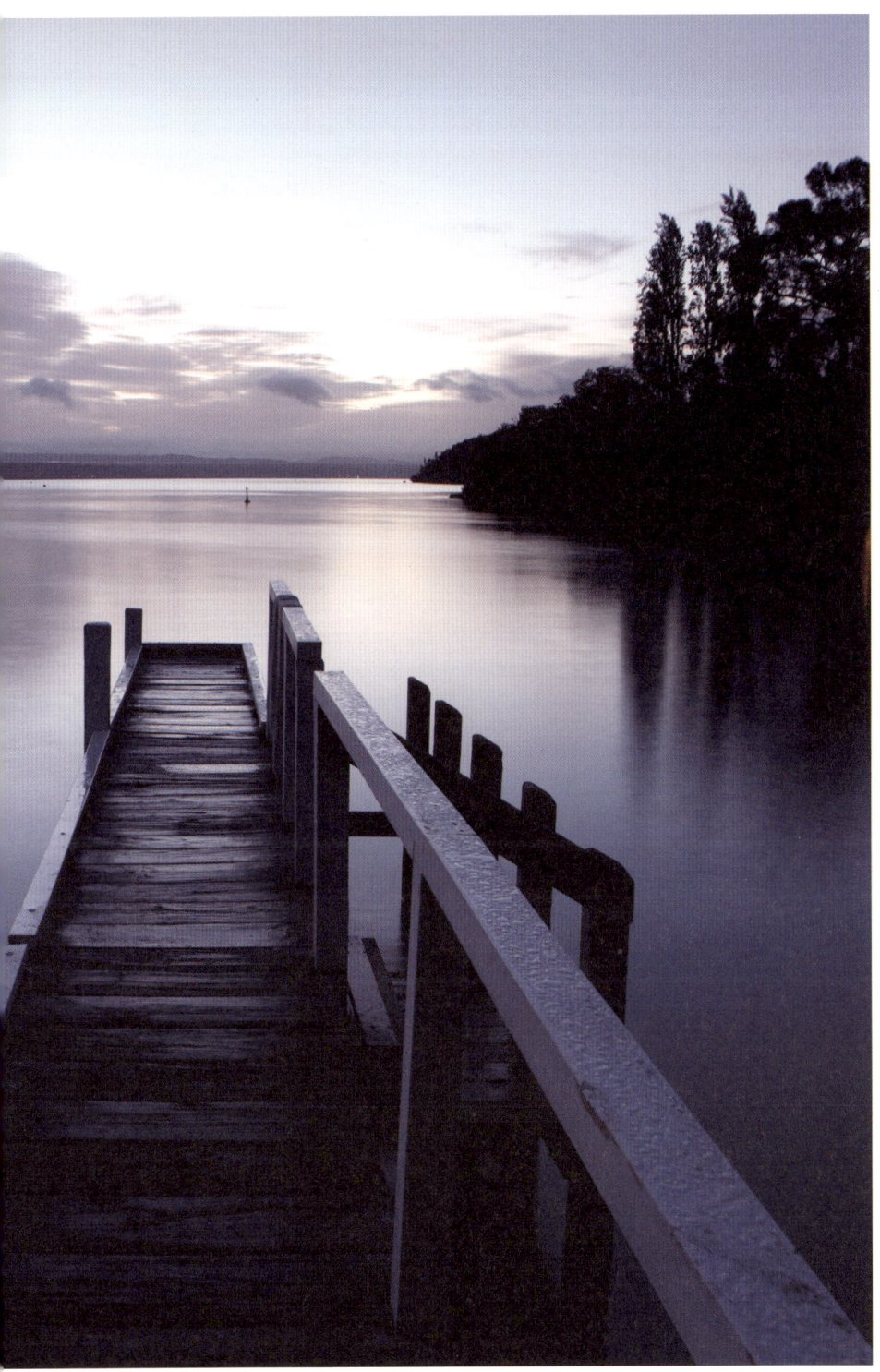

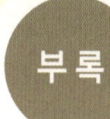

부록

가족인 듯,
가족 아닌 듯,
가족 같은……

 3월 초였다. 평소 안면이 있는 중앙일간지 기자가 병원을 찾아왔다. 2회 연속 '보건복지부 지정 안과전문병원'이 된 것을 축하 겸 취재차 온 듯했다. 아직 뒤처리할 일이 많았던 터라 구내식당에서 함께 식사를 하며 이런저런 이야기를 나누었다. 그렇잖아도 그는 우리 구내식당의 '단골'이자 '열성 팬'의 한 명이기도 했다.
 "역시, 한길안과병원 구내식당에서 먹는 밥은 꿀맛입니다!"
 기분 좋은 인사와 함께 식사 겸 인터뷰가 시작되었다.
 "2회 연속으로 보건복지부 지정 안과전문병원이 된 비결이 뭔가요?"

질문을 받고 보니 딱히 '이것이 비결이다' 하고 답할 만한 게 없었다. 사실은 들려줄 얘기가 너무 많았기 때문에 잠시 시간이 필요했다고나 할까? 그래서 오히려 되물었다. '우리의 입장'이 아닌 '다른 사람의 입장'에서는 어떻게 보일까 궁금하기도 했다.

"그동안 우리 병원 취재를 많이 해서 오히려 우리보다 잘 아실 것 같은데……. 비결이 뭘까요?"

기자는 잠시 망설이다 주저없이 말했다.

"음……. 가족적인 분위기가 아닐까요? 사실 그런 느낌을 자주 받았어요. 그것도 단순한 가족이 아니라 예전의 대가족처럼 끈끈하고 서로 믿어주고 힘이 되어주는 그런 가족. 그러니까 아무리 어린 막내 동생이라도 동네 '일진'들이 함부로 못 건드리는 뭐 그런 가족?"

"가족이라……. 하하하. 말씀을 듣고 보니 정말 그게 비결인 것 같기도 하네요."

"그럼, 한길안과병원의 가족적인 힘이 어떤 것인지 한번 들어볼까요?"

밥은
제일 좋은 것으로
먹자

　요즘 '조폭영화'를 보면 '패밀리'와 '식구'가 같은 말로 쓰이고 있지만, 예전에는 일상생활에서도 '가족'이라는 말 대신 '식구'라는 말을 많이 썼다. 식구라는 말을 사전에서 찾아보면 '한집에서 함께 살면서 끼니를 같이하는 사람'이라고 설명해 놓았다. 아마도 우리 병원 구내식당의 '철학'이 무엇이냐 묻는다면 바로 이것이 아닐까 싶다.

　우리 병원에서 근무하는 사람들은 이사장부터 말단 직원까지 구내식당에서 함께 밥을 먹는다. 똑같이 식판을 들고, 먹고 싶은 만큼 덜어서, 가장 편한 자리에 앉아서 밥을 먹는다. 외부 손님이 찾아와도 웬만하면 구내식당에서 대접한다. 식사시간에 집을 찾아온 손님을 위해 수저 한 벌 더 놓아주던, 바로 그 심정이다.

 물론 맛도 좋고 영양도 좋다. 화학조미료는 전혀 쓰지 않고, 대부분 국내산 재료만 사용하니 건강에도 좋다. 구내식당을 만들 당시 목표 혹은 지향이 바로 그것이었다.

 '천 원이 더 들건, 이천 원이 더 들건 밥은 제일 좋은 걸로 먹자!'

 외부 업체에 위탁을 맡기면 비용도 줄이고 편리하기도 하겠지만, 굳이 직영 체제를 택한 이유도 '내 식구들과 환자들이 먹을 밥은 내 손으로 짓는다'는 단순한 이유였다. 그러니 위생에 있어서도 더 말할 필요가 없다. 잔반을 재활용하지 않는 것은 물론, 세균이나 오물이 남을 염려가 없고 소독이 쉬운 쇠로 된 식판을 사용하고, 설거지 때마다 고온 살균을 한다. 덕분에 최근 5년 이상 구청이든 보건소든 위생검사에서 문제가 된 적이 한 번도 없다.

 조금 다른 얘기지만, 우리처럼 환자복을 꼬박꼬박 다림질해서 주는 병원도 드물 것이다. 기왕이면 깨끗하고 단정한 것이 환자들의 기분을 좋게 하고 병 치료에도 도움을 줄 것이란 믿음에서 다소 번거롭지만 다림질까지 하게 된 것이다.

'갑질'이 뭐죠?

최근 인천 지역에서 가장 많은 화제가 되었던 얘기가 아마도 '대한항공 땅콩 회항'일 것이다. 이와 더불어 전 사회적으로 '갑질'이라는 말이 마치 유행어처럼 쓰이기 시작했다. 실제로 크고 작은 기업의 갑질이 언론에 소개되어 뭇매를 맞았고, 겉으로 드러나지 않았어도 설립자나 창업주 혹은 경영자와 그를 둘러싼 일부 임직원들의 행태가 알음알음으로 알려지기도 했다.

하지만 적어도 한길안과병원에서는 '갑질이 뭐죠?' 하면서 고개를 갸우뚱거릴 직원들이 많을 것 같다. 집안 자랑을 많이 하면 팔불출이라는데, 잠시 지청구를 듣더라도 다른 기업체 혹은 병원에서 찾아보기 힘든 몇 가지 정책이나 상황은 꼭 자랑을 하고 싶다.

휴가 갈 때 상사 눈치를 안 본다

크든 작든 회사를 다니는 '직원'들의 가장 큰 고민의 하나는 '휴가를 언제 쓸 것인가' 하는 것이다. 웬만한 중소기업도 연차나 월차제도 정도는 다 갖추고 있지만, 제 맘대로 쓰기는 쉽지 않다. 하지만 우리 병원에서는 말 그대로 '자기가 원할 때' 쉰다. 심지어 공무원들도 눈치가 보여서 잘 쓰지 않는다는 '육아휴직'도 출산한 여직원 대다수가 망설임없이 쓴다.

특히 업무의 연속성이 중요한 일반 병원에서는 출산 휴가조차 조심스러워하지만 우리 병원에서는 그런 '눈치'를 볼 필요가 없다. '법'에서 정한 것은 무조건 지키고, 해석이 애매하거나 다툼의 여지가 있는 사항은 '직원들이 유리한 쪽으로 결정한다'는 것이 우리 병원의 원칙이기 때문이다. 게다가 이 원칙을 입이 닳도록 강조하고 있으니 눈치를 보는 게 오히려 이상하지 않을까?

불임휴가 제도

정확한 조사 결과는 아니지만, 어쩌면 병원만이 아니라 우리나라 전체 기업 중 '불임휴가제도'를 채택하고 있는 곳이 거의 없지 않을까 싶다.

'불임휴가제도'란 결혼을 한 지 3년이 지났는데도 아기가 안 생길 때 '불임시술'을 받을 수 있도록 2개월 동안의 특별 휴가를 주는 것이다. 하지만 '시험관 시술'이 생각보다 실패율이 높기 때문에 일 년에 두 번까지 쓸 수 있도록 했다. 처음에는 '결혼한 지 5년'이 지난 직원을 대상으로 했는데 직원들의 사정을 좀 더 고려해서 3년으로 당긴 것이다.

일부 금융기관에서도 우리와 비슷한 제도를 채택한 곳이 있기는 한데, 출산휴가와 달리 무급으로 처리하는 게 보통이다. 하지만 우리는 임금의 70퍼센트를 지급한다. 물론, '불임휴가제도' 덕분에 출산까지 이어진 실제 사례가 2명이 있고, 그중 한 아이는 이미 '초등학생'이 되었다.

휴가 떠난 직원의 책상을 빼지 않는다

출산휴가나 육아휴직 등으로 장시간 자리를 비우게 될 때 흔히 하는 얘기 가운데 하나가 '책상 뺀다'는 말이다. 그런데 이 농담이 진담이 될지도 모르는 게 오늘날 우리나라의 기업 문화다. 하지만 우리 병원에서는 '돌아올 자리가 없으면 어떻게 하나?' 하는 걱정을 할 필요가 없다. 남은 사람들이 조금 더 고생을 하더라도 새로 사람을 뽑지 않고 그 자리를 비워두기 때문이다. 자리를 비운 동안 힘든 부분도 없지 않지만, 언제 내가 자리를 비울지 알 수 없는 상황이기 때문에 전 직원이 동의를 했고, 그대로 시행하고 있다.

정년 이후까지 보장한다

어느 병원, 어느 기업이나 마찬가지겠지만 우리 병원도 새로 들어오는 사람과 나가는 사람이 있다. 하지만 최소한 지난 10여 년을 돌아봐도 우리 병원에서 '강제 퇴직'을 당한 직원은 단 2명에 불과하다. 그 사연이야 구구절절 소개할 필요가 없지만, 같이 근무하던 직원들과 충분한 협의를 거쳤고, 모두가 납득할 만한 이유가 있었다. 그 두 사람 이외에는 퇴직자조차 거의 없이 장기근속을 하는 분위기이고 거의 모든 직원이 정규직 신분이다. 요즘 사회적으로 큰 문제가 되고 있는 '비정규직' 문제와는 일찌감치 담을 쌓았던 셈이다.

우리 병원의 정년제도는 의사 65세, 직원 60세로 정해져 있지만, 이 기간을 넘기고도 '특별사원' 비슷한 형태로 근무하는 직원도 있다. 새로 직원을 뽑는 것이 젊은 피 수혈과 비용 면에서 모두 유리하겠지만, 우리 병원은 본인이 스스로 일하기 어렵다고 할 때까지는 최대한 근무를 시키고 있다. 물론 임금도 깎지 않고 그대로 지급한다.

이력서만 보고 뽑는다

이력서 보고 직원을 뽑는 게 당연한 일인데도 굳이 이렇게 소개하는 이유는 말 그대로 '이력서' 이외의 다른 사항에 대해서는 아무것도 신경을 쓰지 않고 직원을 뽑기 때문이다. 즉, 이사장이나 병원장 등등 그 누구의 입김도 '인사 문제'에는 개입이 허용되지 않는다. 다시 말해서 우리 병원의 직원 가운데에는 '힘 있는 분'들의 친인척이 한 명도 없다.

특히 우리 병원은 신입사원 채용뿐 아니라 승진까지 철저한 TO제를 실시하고 있다. 대부분 장기근속인데다 특별히 TO가 나지 않는 한 승진이 어렵기 때문에 하위직에서 인사 적체가 조금 있는 편이지만, 그만큼 공정하다.

한 가지 덧붙이자면, 우리 병원은 여느 병원과 달리 '의사가 최고'라는 분위기가 별로 없다. 의사의 권위는 최대한 존중하지만, 그들 역시 직원들을 존중해주기 때문에 '지위고하'의 개념이 따로 있을 수가 없는 것이다.

연봉은 상호 협의해서 결정

요즘은 어느 병원이든 기업이든 '노사 문제'가 주요 이슈가 되는 경우가 많지만, 우리 병원의 경우에는 '한울회'라는 노사협의회를 통해 '연봉 협상' 등 중요한 문제들을 함께 의논해서 결정해 나간다. 일 년에 네 번 정도 회의를 하는데, 연봉 협의는 주로 연말에 이루어지는데 사전에 공정한 서류작업이 필요하다.

노사가 이처럼 협력을 할 수 있는 바탕은 '투명 경영'이다. 수입과 지출을 모두 정확하게 공개하기 때문에 믿음과 신뢰 속에서 협의를 할 수 있다.

연봉협상뿐 아니라 각종 내규 등을 정할 때도 최대한 직원들을 존중하는 데에는 고객 감동은 '내부 고객'이 감동해야만 가능하다는 한길안과병원의 철학이 깔려있다. 내부 고객인 직원이 스스로 병원에 대한 자부심, 스스로에 대한 자부심을 가져야만 고객을 진심으로 대할 수 있다고 믿는 것이다.

뿌린 만큼 거두고,
거둔 만큼
뿌린다

　전 직원이 '식구'처럼 한마음으로 일을 해나가면 생각지도 못한 시너지 효과가 발휘되는 것은 굳이 설명할 필요가 없는 일이다. 하지만 '가족 같은 분위기'를 강조하는 병원은 차고 넘치지만 서로 생각하는 게 다르다 보니 '가족 같은 분위기'는 허울 좋은 구호에 불과한 경우가 많다.

　하지만 한길안과병원은 시작부터 '가족 같은 분위기'였다고 하면 좀 지나친 표현일까?

　한길안과병원의 뿌리가 되었던 '정안과'가 처음 자리 잡은 곳은 부평역 앞 소방서 근처의 작은 건물 2층이었다. 대략 25평 정도의 작은 안과에 근무하는 인원은 접수를 맡은 조무사 1명, 안경사 1명, 원장까지 총 3명이었다.

그 당시에도 정안과는 이미 각종 시력교정술로 정평이 나 있었지만, 정작 '수술실'을 만들 만한 공간이 없었던 탓에 인근 병원의 수술실을 빌려서 수술을 해야만 했다. 그래서 아침 일찍 인근 병원에 가서 수술을 하고, 정안과로 돌아와 외래를 보다가 또 짬을 내어 수술을 하고, 다시 외래를 보다가 밤이면 다시 수술을 하러 다른 병원 수술실을 찾아가곤 했다. 게다가 수술실만이 아니라 '간호사'도 빌려야만 했다. 안과 일을 보조해주는 조무사가 수술까지 보조해줄 수는 없었기 때문이다.

예전에는 학교 도서관에서 미리 자리를 잡지 못한 채 여기저기 빈 자리를 찾아 주인이 올 때까지 잠시 앉아서 공부하는 학생들을 '메뚜기'라고 불렀다. 그렇게 보면 오늘날의 한길안과는 바로 그 당시의 '메뚜기 수술'에서 시작된 것이라 할 수 있지 않을까?

한길안과병원이 지역 사회 봉사활동을 펴기 시작한 것도 맨 처음 시작되었던 부평역 앞의 그 소박한 뿌리를 잊지 않기 위해서, 그때 보여준 지역민들의 믿음과 사랑에 보답하기 위해서다. 그래서 혹여라도 '생색내기'나 '자랑질'이 되지 않을까 늘 조심한다.

한길재단

정규형 이사장이 2007년에 아산상 대상을 수상하면서 받은 상금을 '씨앗'으로 해서 만든 사회복지법인이다. 소외계층과 저소득층, 장애인들에게 학비와 의료비 등을 지원하고, 사회복지시설 및 지역 자생 문화단체 등을 후원함으로써 지역사회에 기여하고자 노력하고 있다.

아산상 대상 상금은 1억 원. 하지만 '이 상이 어찌 내가 잘했다고 받은 상이겠어? 우리 병원이 받은 거지'라고 수상소감을 밝힌 설립자의 뜻에 따라 병원의 오늘이 있게 한 지역 주민들에게 돌려주기로 결정했다. 이사장의 지인 및 직원들도 십시일반으로 돈을 모아 재단법인이 설립되었다. 당시 정규형 이사장과 함께 수상한 '기부천사' 가수 김장훈은 몇 년 후, 1억 원을 저소득층 수술비에 써달라며 선뜻 내놓았다.

한길재단의 대표적 사업은 장학금 지원사업. 현재 33명의 학생이 장학생으로 선발돼 학비 전액을 지원받고 있다. 혜광학교 등 자매결연한 사회복지시설 및 인문계 고교 학생 가운데 성적이 우수하고 모범적인 학생을 선발, 지원하고 있다.

한길재단에서는 의료비 지원사업도 함께 펼치고 있다. 여러 기관에서 추천받은 기초생활보호대상자 및 차상위계층, 도시지역 소외계층, 사회복지시설 입소자 중 의료혜택이 시급한 대상자를 선별하여 지원을 해주는 것이다. 한국지엠 한마음재단, 새생명찾아주기운동본부 등의 사회복지기관이나 단체에서 추천한 환자 또는 언론에 소개된 형편이 어려운 환자 등에게도 수술비를 지원해준다.

한길재단 사업의 특징 중 하나는 장학금이나 후원금을 주면서 기념사진을 찍는 일이 거의 없다는 것. 괜히 티를 내지 말자는 '겸양'의 마음도 있지만 또 한편으로는 지원이나 후원을 받는 학생들의 자존심도 고려한 것이다.

이밖에도 지역문화발전을 위해 명사초청강연, 미추홀오페라단 공연 후원 사업 등을 지속적으로 펼쳐 나가고 있다.

장학금은 연간 5,000만 원의 예산으로 등록금 전액을 지원한다. 원칙적으로는 고등학생이 대상이지만 중학생도 예외적으로 지원대상이 될 수 있다. 이와 더불어 시각장애인 전문교육기관인 혜광학교와 인천광역시 시각장애인복지관에 각각 연간 600만 원을 지원하고, 노인학대예방센터 연 200만~300만 원, 부평구문화재단 연간 200만 원, 인천지역의 자생 오페라단인 미추홀오페라단에도 연간 500만~1천만 원을 지원한다.

한길우즈벡안과병원

한길안과병원의 사회공헌사업은 부평-인천, 그리고 한국을 넘어 해외에까지 이어지고 있다. 대표적인 것이 바로 지난 2003년 6월에 중앙아시아 우즈베키스탄 타쉬켄트시에 6억여 원을 투자해서 설립한 한길우즈벡안과병원이다.

한길안과병원에 와서 연수를 받은 현지 의사와 간호사 등이 상근하고 있는 한길우즈벡안과병원은 대한민국 병원 가운데 최초로 우리 교민들을 전액 무료로 진료해주고 있다. 우즈베키스탄 국민들도 2012년까지는 전액 무료로 진료했다. 지금은 현지인들 가운데 부유한 이들도 무료진료에 편승하는 사례가 많아서 일주일에 이틀은 유료로 진료한다. 여기에 들어가는 비용 역시 한길안과병원에서 대고 있으며, 매년 평균 7천만~8천만 원 정도 들어간다. 지금은 현지 병원이 잘 운영되고 있어 중단했지만, 2008년까지 8차례 의료봉사단을 파견하기도 했다.

마치 우리나라의 1960년대쯤의 생활상을 보는 듯한 우즈베키스탄에는 눈 상태가 아주 나쁜 사람들이 많다. 예를 들어 백내장이 이미 딱딱하게 굳어버려서 초음파로도 깨지지 않을 정도인 경우도 많다. 우리나라라면 초음파로 깨고 석션을 하면 되는데, 너무 심해서 아예 들어내야 하는 경우도 있다.

아쉽게도 지난 2008년부터는 현지 봉사를 못 가고 있다. 정정이 심하게 불안한 탓이다. 그 대신 현지 의사 2명과 간호사들이 매년 우리 병원으로 와서 기술 연수를 한다. 항공비와 체제비 등은 전액 우리가 부담한다.

돈으로 하는 봉사가 제일 쉽고, 몸으로 하는 봉사가 제일 어렵다고 믿는 우리로서는 직접 현지를 가지 못하는 게 아쉬울 뿐이지만 또 한편으로는 스스로의 힘으로 수준 높은 안과 의료를 펼칠 수 있도록 교육을 시키는 것 역시 중요한 일이라 믿으면서 아쉬움을 달래고 있다.

Epilogue

함께 온 30년, 함께 갈 100년

요즘은 어느 도시를 가나 '맛집 거리'가 조성되어 있습니다. 예전에 비해 살림살이가 조금 나아지면서 '먹을거리'에 대한 관심이 높아진 덕분입니다. TV나 잡지는 물론 자그마한 소식지에도 맛집 골목, 맛집 거리에 대한 소개는 빠지지 않습니다.

언젠가 한 지인이 '맛집 골목'과 관련한 재미있는 이야기를 들려준 적이 있습니다.

"인천 어느 동네에 가면 맛집 골목이 있는데, 그 골목에는 집집마다 화려한 글씨로 자기 자랑을 늘어놓았어요. 첫 번째 집은 '인천에서 가장 맛있는 집'이고, 두 번째 집은 '한국에서 가장 맛있는 집'이래요. 그리고 세 번째 집은 '세계에서 가장 맛있는 집'이랍니다. 그런데 손님들은 이 집들을 다 지나서 마지막 집으로 간대요. 마지막 집에는 뭐라고 씌어 있는 줄 아세요? '이 골목에서 가장 맛있는 집!'이랍니다. 하하하."

잠시 웃고 넘길 수도 있는 우스갯소리지만 내게는 그저 우스운 이 야기로만 들리지는 않았습니다. 30년 동안 한길안과병원을 운영해 오면서 가졌던 우리 병원의 경영 방침과 상당히 비슷한 면이 있었기 때문입니다.

한길안과병원이 가고자 하는 길은 물론 '대한민국 최고'지만, 그 목표를 달성하려면 우선 동네 주민들이 가장 먼저 믿고 찾는 '우리 동네 최고 안과'가 되어야만 하지 않겠습니까? 그러기 위해서는 얼굴도 보지 못한 '잠재적 환자'들보다 늘 얼굴을 맞대는 지역 주민들을 위한 배려가 필요할 것입니다.

지난 2011년에 이어 2회 연속 보건복지부가 안과 분야 전문병원으로 지정하고, 1주기에 이어 매우 어렵다는 2주기 의료기관인증도 거뜬히 통과할 수 있었던 힘도 어쩌면 '우리 동네' 사람들에게 그만한 인정을 받았기 때문이 아닐까 생각합니다.

2회 연속 보건복지부 지정 안과전문병원, 의료기관 인증 획득

2010년, 한길안과병원이 문을 연 지 25년이 되던 해였습니다. 보건복지부에서 '전문병원'을 지정 운영하겠다는 방침을 발표했습니다. 목적은 '의료서비스 질의 향상, 의료기관의 기능 재정립 및 병원의 전문화·특성화를 통한 중소병원의 경쟁력 확보 등 의료서비스 체계 개선'이었습니다.

당시 2차 확장이전을 마친 지 5년밖에 지나지 않은 우리 병원이 전문병원 지정에 도전하는 것은, 사실 무리였습니다. 수천 개에 달하는 전국 병원 가운데 대학병원과 종합병원을 제외하고 전문병원으로 지정받을 수 있는 곳은 소수에 불과했기 때문입니다. 이 때문에 직원들 가운데 반대하는 사람이 적지 않았습니다. 아직은 시기상조라는 얘기였습니다. 하지만 25년 동안 갈고닦은 의료 시스템과 의료 인력, 장비를 갖고 망설이지 않았습니다.

적지 않은 어려움이 따랐지만, 결과는 성공이었습니다. 2011년 11월, 약 1년 동안의 준비와 심사 과정을 거쳐 한길안과병원은 전국 2,200여 개 병원 가운데 경기, 인천 지역 유일의 안과전문병원이자, 전국적으로도 단 8개밖에 없는 안과전문병원 중 하나가 되었습니다. 그리고 4년이 지난 2015년 1월에 제2기 전문병원으로 재선정되었습니다. 전문병원 지정도 쉽지 않은 일이었지만 의료기관의 질 향상과 환자 안전을 목표로 2011년 도입된 의료기관 인증 획득은 난제 중의 난제였습니다. 규모와 시스템에서 앞선 대학병원들도 인증 신청을 주저할만큼 어려운 도전이었습니다. 그러나 우리 병원은 대학병원을 포함해서는 전국 43번째로, 병원급으로는 전국 2,200개 의료기관 중 처음으로 그 높은 장벽을 넘는 데 성공했습니다.

그 후 4년 만에 돌아온 2015년 4월 제2주기 의료기관 인증평가는 더욱 강화된 인증기준과 엄격한 심사 때문에 많은 병원들이 눈치만 보고 신청을 꺼렸습니다. 하지만 우리 병원은 오랜 기간 충분한 준비를 거쳤기에 용기를 내 도전했고, 병원급 의료기관 가운데 1주기에 이어 2주기에도 최초로 인증 획득에 성공할 수 있었습니다. 우리 병원은 안과병원 가운데는 전국 2위 규모이나 전체 병원 가운데는 그리 큰 규모라 하기는 어려울 것입니다. 그러나 분명한 것은 의료수준과 경쟁력 면에서는 세계 어느 병원과 겨루어도 뒤지지 않는 '강소병원'입니다. 안과전문병원 재지정과 의료기관 재인증이 이같은 사실을 잘 입증하고 있습니다.

보건복지부 지정 제2기 안과전문병원 현황

의료법인한길의료재단 한길안과병원	인천 부평구
의료법인 실로암안과병원	서울 강서구
의료법인건양의료재단 김안과병원	서울 영등포구
누네안과병원(강남)	서울 강남구
세광의료재단 성모안과병원	부산 해운대구
의료법인세경의료재단 새빛안과병원	경기 고양시
밝은안과21병원	광주 서구
제일안과병원	대구 동구
누네안과병원(대구)	대구 수성구

거둔 대로 뿌리리라

1985년 3월 25일. 한길안과병원의 모태인 '정안과의원'이 처음 문을 연 곳은 부평역 앞, 소방서 근처의 조그마한 건물 2층이었습니다. 평수는 약 25평, 근무 인원은 접수, 조무사, 원장을 모두 합쳐서 세 명이었습니다. 그리고 지금까지 '한길'은 확장 이전을 두 번이나 했지만, 한 번도 부평역 앞을 떠난 적이 없습니다.

우리는 흔히 '뿌린 대로 거둔다'는 말을 하곤 합니다. 마치 불교에서 말하는 '업'처럼 내가 한 일에 따라서 그 결과가 나타난다는 뜻입니다. 하지만 이 말은 사실 성경 말씀에도 있는 것입니다.

"스스로 속이지 말라. 하나님은 업신여김을 받지 아니하시나니 사람이 무엇을 심든 그대로 거두리라."(갈라디아서 6:7)

지난 30년 동안 한길안과병원은 '부평'이라는 지역에서 참 많은 것을 얻었습니다. 그래서 병원이 어느 정도 자리를 잡기 시작할 무렵부터 지역 사회로부터 받은 것을 돌려주기 위해 애를 써왔습니다. 그중에 가장 먼저 시작한 일은 '혜광학교'와 자매결연하여 시각장애인을 치료하고 돕는 것이었습니다.

인천 지역 주민이라면 다들 아시는 대로 혜광학교는 시각장애인을 위한 특수학교입니다. '인천-부평 지역을 연고로 하는 안과'의 특성을 살린 사회봉사활동으로 어떤 것이 좋을까를 꽤 여러 날 고민한 끝에 내린 나름의 선택이었습니다. 처음에 눈 치료를 위해 병원에 왔다가 돈이 없어 그냥 돌아가시는 저소득 노인들에게 돈을 받지 않고 수술해 주면서 시작한 일이 이제는 어느 정도 틀을 갖추게 되었습니다. 한해 5천만 원의 장학금을 지원하고 적지 않은 환자들의 수술비를 지원하는 사회복지법인 한길재단의 설립으로 이어졌으니까요. 그야말로 '시작은 미약하였으나' 지금은 사회공헌사업의 시스템을 갖추게 되었고 더 나은 미래를 기약하게 되었습니다.

한길재단의 탄생도 따지고 보면 지역 주민들의 사랑의 결실이 아닐까 합니다. 오늘날 한길재단의 재정적 바탕이 되었던 것이 '아산상 대상'으로 받은 상금 1억 원이었는데, 바로 그 '아산상'을 수상할 수 있도록 추천하고, 힘써주신 분들이 바로 우리 지역민들이었던 것입니다.

한길안과병원이 부평에 자리 잡은 지 올해로 30년이 됩니다.

부평역 앞의 조그마한 공간을 빌려서 시작했던 미니 병원이 지상 10층, 지하 4층, 연건평 2,700평의 규모로 자라는 동안 부평-인천 지역도 많이 변했습니다. 하지만 한 가지 변하지 않은 것은 한길안과병원에 대한 지역 주민 여러분의 사랑과 신뢰, 그리고 이에 보답하고자 하는 우리의 마음입니다.

30년 동안 오직 한길, '눈'만 보며 달려왔습니다. 앞으로도 한길은 지역민은 물론이고 세계인이 믿고 찾는 글로벌 안과전문병원으로의 성장을 목표로 100년의 세월을 달려가겠습니다. '우리 동네 최고'가 곧 대한민국 최고이자 세계 최고의 안과라는 믿음을 갖고…….

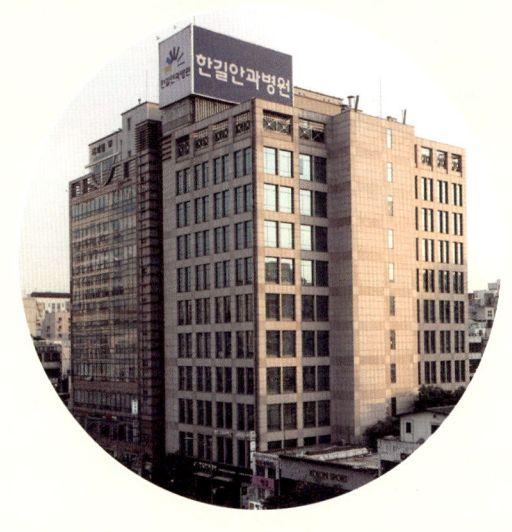

100세 건강 프로젝트
내 몸의 9할, 눈 사용 설명서

초판 1쇄 인쇄일 | 2015년 6월 17일
초판 1쇄 발행일 | 2015년 6월 25일

지은이　　| 한길안과병원 의료진
펴낸곳　　| 북마크
펴낸이　　| 정기국
편집총괄　| 이헌건
디자인　　| 서용석 안수현
사진　　　| 박승호
일러스트　| 이화
관리　　　| 안영미

주소　　　| 서울특별시 동대문구 왕산로23길 17(제기동) 중앙빌딩 305호
전화　　　| (02) 325-3691
팩스　　　| (02) 335-3691
홈페이지　| www.bmark.co.kr
등록　　　| 제 303-2005-34호.(2005.8.30)

ISBN　　 | 979-11-85846-14-9　　13510
값　　　　| 14,000원

이 책은 저작권법에 따라 보호를 받는 저작물이므로 무단전재와 무단복제를 금하며,
이 책 내용의 전부 또는 일부를 이용하려면 반드시 저작권자와 북마크의 서면동의를 받아야 합니다.

이 도서의 국립중앙도서관 출판예정도서목록(CIP)은 서지정보유통지원시스템 홈페이지(http://seoji.nl.go.kr)와 국가자료공동목록시스템(http://www.nl.go.kr/kolisnet)에서 이용하실 수 있습니다.(CIP제어번호: CIP2015016891)